運動・からだ図解

初学者でも経絡・ツボががよくわかる1冊

経絡・ツボ

BASICS OF ACUPUNCTURE POINT

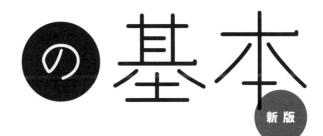

の基本

新版

筑波技術大学名誉教授 森 英俊

JN033334

マイナビ

はじめに

　2006年11月にWHO（世界保健機関）/WPRO（WHO西太平洋地域事務局）の経穴部位標準化がなされた。2008年5月に出版された『WHO STANDARD ACUPUNCTURE POINT LOCATIONS IN THE WESTERN PACIFIC REGION』（WHO西太平洋地域事務局 著、World Health Organization）は経穴部位の専門書として大変価値のあるものである。

　これを受け、もう少し手軽な書籍として、わかりやすく学べるツボ（経穴）の本が必要と考え、本書を監修することとなった。

　さて、ツボとは何か、どこにあるものなのか。正経十二経脈、任脈、督脈を合わせて十四経脈の経絡は、人体に張り巡らされた通路である。その通路の循環エネルギーは内臓の諸臓器から始まり、体の内部あるいは体表を走って手足や顔面まで行き、また内臓に戻る。この経絡の途中にあって、一つの連なりになっているのが経穴である。

　なお、経穴名は非常に難解である。よって、なぜこの名称を付けたかを知れば理解が進む。記憶するにも、臨床にも役立つことになる。そこで、経穴名の意味も併記することにした。

　本書は、経穴を学ぼうとする初学の方々の参考になることを願うものである。同時に、鍼灸師、あん摩、マッサージ指圧師をはじめ、医師やほかの医療従事者の方々に手に取っていただき、皆様の現場でのご活躍に役立てていただければ幸いである。

国立大学法人 筑波技術大学 名誉教授
森 英俊

本書は、巻頭で身体各部の経穴の名称と位置関係を示し、全身の主な筋肉・骨格を掲載しています。第1章では基礎知識として東洋医学の考え方や臓腑の分類方法、取穴方法を解説しています。第2章で経穴、第3章で奇穴をイラストを用いて解説し、第4章では症状ごとに改善に効くツボをまとめています。

ポイント
ここで学習する内容のポイントをまとめています。

メモ
本文の用語をさらに詳しく解説しています。

臓腑の種別と関連性（五行説）

POINT
●東洋医学では主な臓腑に5つの臓（五臓）と6つの腑（六腑）がある。
●臓器同士や、臓器とあらゆる事象には関連付けがなされている。

■臓腑のとらえ方

東洋医学では臓腑（いわゆる内臓の総称）を、各々が持つ生理・機能的な特徴から臓、腑、奇恒の腑の3種に分類している。

臓には肝、心、脾、肺、腎の5つがあり、総称して五臓といいます。臓器のとらえ方は東西の医学間で多少の差異があり、西洋医学では臓器名は臓器自体を指すだけですが、東洋医学では臓器の名称プラス各臓器の働きを示します。例えば、肝といった場合、肝臓という臓器を示しているとともに、血を蔵する（蔵血）、気の流れをコントロールする（疎泄）なども意味します。

■五臓の関連性と対応

臓器は各々が関連し合っています。例えば肺の機能が高まると、腎臓の機能も向上する、あるいは肝臓の機能が亢進し過ぎると消化吸収機能（脾）が低下するなどの兆候が見られます。また、臓器同士以外にも各臓器と関連の深い身体の穴部（目、耳など）や部位などに臓器の変調による症状が現れることがあります。こうした相互関係を臓象といいます。それらに加え、各臓器と関連したあらゆる事象をまとめたものが五行説と呼ばれる理論です。

■腑、奇恒の腑について

腑は胆、小腸、胃、大腸、膀胱、三焦の6つで六腑

といいます。三焦は具体的な臓器が存在しているわけではなく、概念的な体内の水分の通り道を意味しています。臓と腑はそれぞれ結びつきの強いもの同士で対をなしています。六腑は一本の管であり、飲食物が中を通っていく間に栄養素が吸収されます。奇恒の腑は脳、髄、骨、脈、胆、女子胞（子宮）を指します。

メモ

五臓の主な作用
肝…気の流れをスムーズにし（疎泄）、血を貯めておく（蔵血）など。
心…血を巡らせるポンプの働きや、意識や思考など精神活動全般に関与。
脾…飲食物から水穀の精微を生み出す（運化）栄養素を上半身へ送り内臓を持ち上げる（昇清）、血の脈管外への流出を防ぐ（統血）、水分の吸収から血や気などを生成するなど。
肺…呼吸し、全身に水を巡らせる、上・外側へ運ぶ（宣散）、下・内側へ向かう（粛降）など。

試験に出る語句

五行説（陰陽五行説）
自然界のすべての存在は木、火、土、金、水の5つの要素から成り立っており、それぞれ関連し合っているという考え方。関連の仕方に、水は木を育て、木は火を生じるといった促進する関係（相生）や、火は水によって消され、水は土に吸い取られてしまうなどの抑制する関係（相克）がある。

試験に出る語句

臓象
各臓器が心身に及ぼす影響（生理的、病理的など）のこと。臓器の観察を通じて、各臓器の機能、変化、相互作用に関連付けた理論を臓象という。

◆五行説の法則
※五行に属する部位を含む

胆・目・爪
木
肝
小腸・舌・血脈
火
心
胃・口・肌肉
土
脾
大腸・鼻・皮
金
肺
膀胱・耳・骨
水
腎

→ 相生
→ 相克

試験に出る語句
各種資格試験の出題率が高い語句をピックアップしています。

経穴の解説
イラストで示した経穴の位置を解説しています。

3Dカラー図解イラスト
骨や筋肉、経穴の位置を立体的なイラストで解説しています。

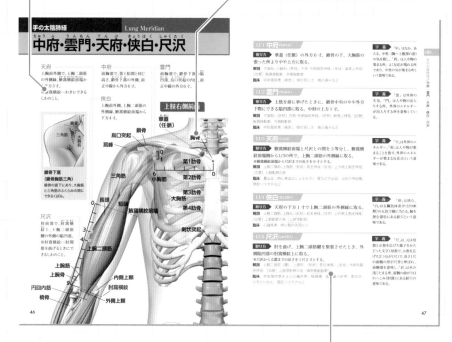

詳細解説
経穴の取り方や解剖、臨床、字義を詳しく解説しています。

表記について

脊椎は、頸椎（7個）、胸椎（12個）、腰椎（5個）、仙骨（5個の仙椎が成人になると1個に合わさる）、尾骨（3〜5個の尾椎が成人になると1個に合わさる）からなっています。これらは頸椎が「C」、胸椎が「T」または「Th」、腰椎は「L」、仙骨は「S」、尾骨は「Co」と略され、各椎骨は上から番号が付いています。椎骨の間から出入りする脊髄神経は、頸神経（8対、C1〜C8）、胸神経（12対、T1〜T12）、腰神経（5対、L1〜L5）、仙骨神経（5対、S1〜S5）、尾骨神経（1対、Co）の合計31対あります。これらの神経も上から順番に、アルファベットの文字と番号が付いています。

目次

第1章

東洋医学、経絡・経穴の基礎知識

column

◆頭頸部前面

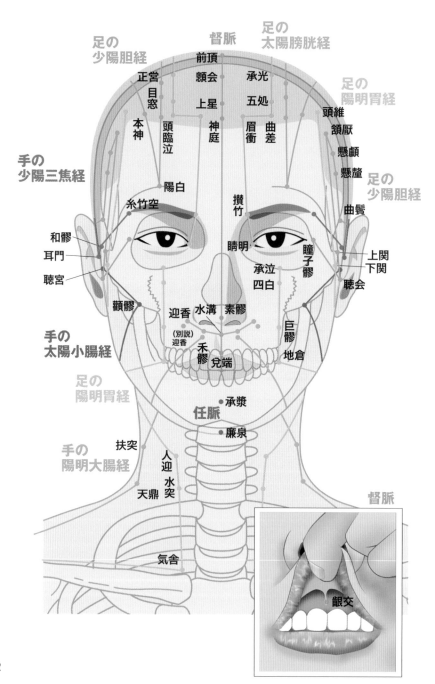

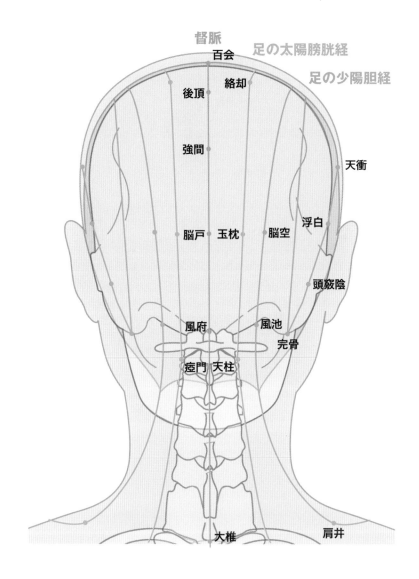

督脈　　足の太陽膀胱経

足の少陽胆経

百会
絡却
後頂
強間
天衝
浮白
脳戸　玉枕　脳空
頭竅陰
風府　　風池
完骨
瘂門　天柱
大椎　　肩井

13

○…耳の裏側のツボです。

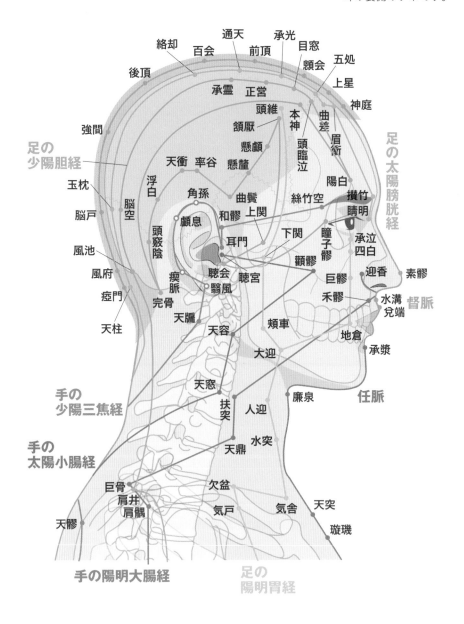

足の
少陽胆経

足の
太陽膀胱経

督脈

任脈

手の
少陽三焦経

手の
太陽小腸経

手の陽明大腸経

足の
陽明胃経

絡却　百会　通天　承光
後頂　　　前頂　承光　目窓　五処
承霊　正営　　　　　顖会　上星
強間　　　頭維　本神　曲差　神庭
　　　　　頷厭　　　　眉衝
玉枕　　　懸顱　頭臨泣　陽白
脳戸　浮白　天衝　率谷　懸釐　絲竹空　攢竹
　　　脳空　角孫　曲鬢　上関　　睛明
風池　頭竅陰　顱息　和髎　耳門　　瞳子髎　承泣
風府　　　　瘈脈　聴会　下関　　顴髎　四白
瘂門　　　完骨　翳風　聴宮　　　巨髎　迎香　素髎
天柱　　　　天牖　　　　頬車　禾髎　水溝　兌端
　　　　　天容　大迎　　地倉　承漿
　　　　　天窓　　　　　廉泉
　　　　　扶突　人迎
　　　　　　　水突
巨骨　　天鼎
肩井
肩髃
天髎　　　欠盆
　　　気戸　気舎　天突
　　　　　　　　璇璣

◆体幹部胸・腹面

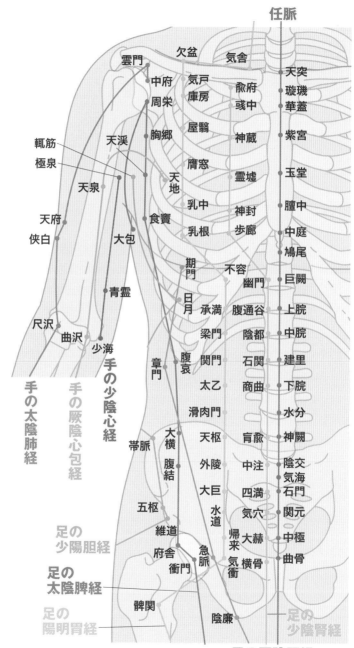

任脈

欠盆　気舎

雲門
中府　気戸　兪府　天突
周栄　庫房　或中　璇璣
　　　屋翳　　　華蓋
輒筋　天渓　胸郷　神蔵　紫宮
極泉　　　　膺窓　霊墟　玉堂
天泉　　　天地　乳中　神封　膻中
天府　食竇　乳根　歩廊　中庭
侠白　大包　　　　　　　鳩尾
　　　期門　不容　巨闕
　　　　　幽門
　　青霊　日月　承満　腹通谷　上脘
尺沢　　　　梁門　陰都　中脘
曲沢　少海　　関門　石関　建里
　　　　　章門　腹哀　太乙　商曲　下脘
手の少陰心経　　　滑肉門　　　水分
手の厥陰心包経
手の太陰肺経
　　帯脈　大横　天枢　肓兪　神闕
　　　　腹結　外陵　中注　陰交
　　　　　　大巨　四満　気海　石門
　　　五枢　水道　気穴　関元
維道　　帰来　大赫　中極
府舎　急脈　気衝　横骨　曲骨
衝門
足の少陽胆経
足の太陰脾経
足の陽明胃経
髀関　　陰廉　足の少陰腎経

足の厥陰肝経

15

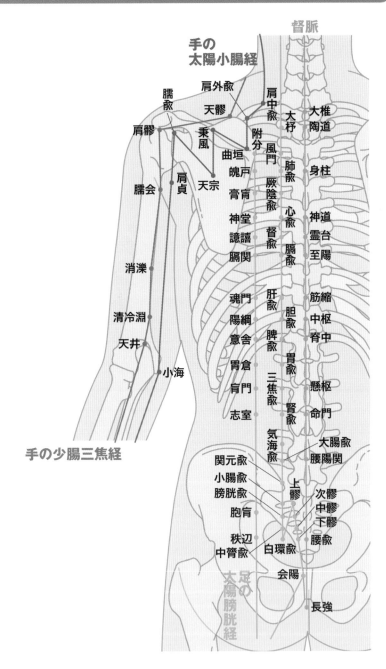

督脈

手の
太陽小腸経

肩外兪
臑兪
天髎
肩髃
秉風
曲垣
臑会
肩貞
天宗
消濼
清冷淵
天井
小海

手の少腸三焦経

肩中兪
大杼
肺兪
厥陰兪
心兪
督兪
膈兪
魂門
肝兪
陽綱
意舎
胃兪
胃倉
三焦兪
肓門
腎兪
志室
気海兪

関元兪
小腸兪
膀胱兪
胞肓
秩辺
中膂兪

附分
風門
魄戸
膏肓
神堂
譩譆
膈関
脾兪
胆兪

大椎
陶道
身柱

神道
霊台
至陽

筋縮
中枢
脊中

懸枢
命門

大腸兪
腰陽関

上髎
次髎
中髎
下髎

白環兪

会陽

腰兪

長強

足の
太陽膀胱経

◆体幹部外側面　　　　　　　　◆上肢前面

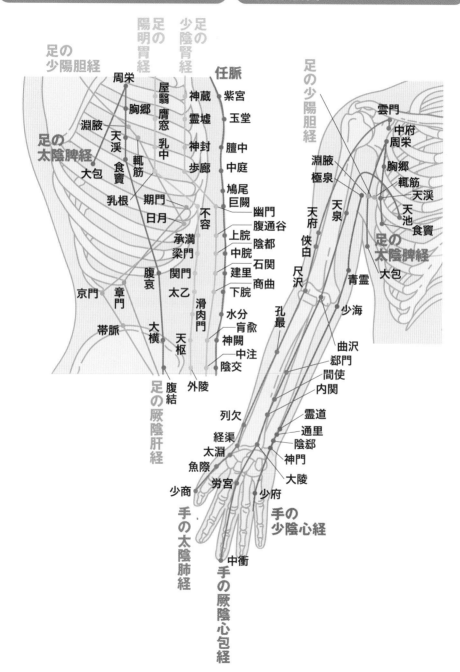

足の
少陽胆経

足の
太陰脾経

足の
陽明胃経

足の
少陰腎経

任脈

周栄
胸郷
淵腋
天渓
食竇
大包
乳根

屋翳
膺窓
乳中
輒筋

神蔵
霊墟
神封
歩廊
期門
日月

紫宮
玉堂
膻中
中庭
鳩尾
巨闕

不容
承満
梁門
関門
太乙
滑肉門

幽門
腹通谷
上脘
陰都
中脘
石関
建里
商曲
下脘

京門
章門
帯脈

腹哀

大横
天枢

水分
肓兪
神闕
中注
陰交
外陵

足の
厥陰肝経

腹結

足の
少陽胆経

淵腋
極泉

天泉
天府
侠白
尺沢

雲門
中府
周栄
胸郷
輒筋
天渓
天池
食竇
大包

足の
太陰脾経

青霊
少海

孔最

曲沢
郄門
間使
内関

列欠
経渠
太淵
魚際
少商

霊道
通里
陰郄
神門
大陵
少府

労宮

手の
太陰肺経

中衝

手の
少陰心経

手の
厥陰心包経

17

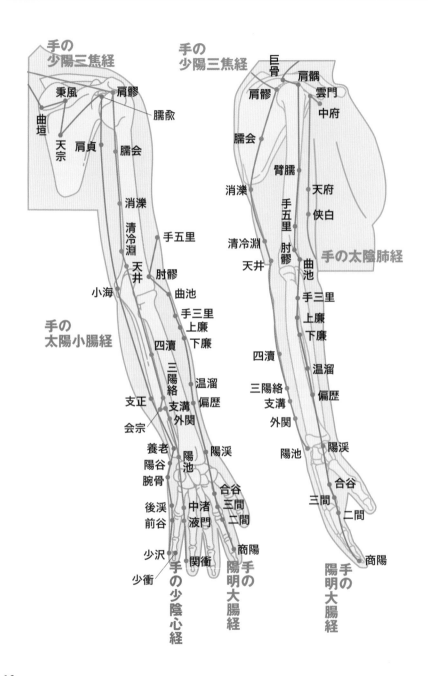

手の
少陽三焦経

手の
少陽三焦経

手の太陰肺経

手の
太陽小腸経

手の
少陰心経

手の
陽明大腸経

手の
陽明大腸経

◆下肢前面・後面

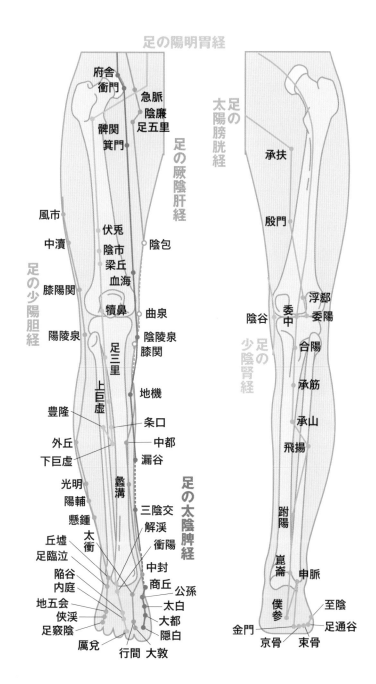

足の陽明胃経

足の太陽膀胱経

足の厥陰肝経

足の少陽胆経

足の少陰腎経

足の太陰脾経

府舎
衝門
急脈
陰廉
足五里
髀関
箕門
風市
中瀆
膝陽関
陽陵泉
伏兎
陰市
梁丘
血海
犢鼻
陰包
曲泉
陰陵泉
膝関
足三里
上巨虚
豊隆
外丘
下巨虚
光明
陽輔
懸鍾
丘墟
足臨泣
陥谷
内庭
地五会
侠渓
足竅陰
厲兌
太衝
蠡溝
三陰交
解渓
衝陽
中封
商丘
公孫
太白
大都
隠白
行間
大敦
地機
条口
中都
漏谷
承扶
殷門
陰谷
委中
浮郄
委陽
合陽
承筋
承山
飛揚
跗陽
崑崙
申脈
僕参
至陰
金門
京骨
束骨
足通谷

19

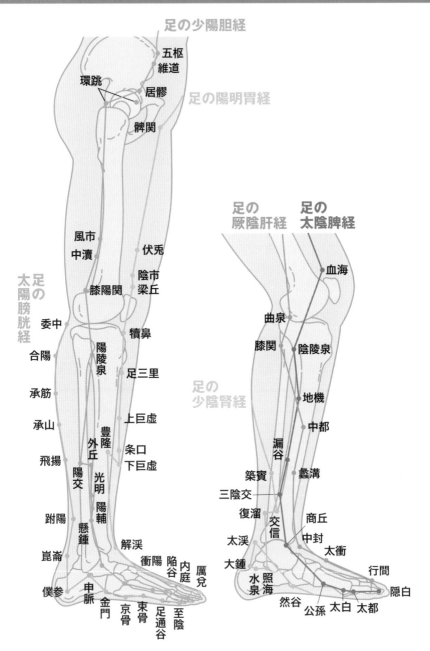

足の少陽胆経

五枢
維道

環跳

居髎

髀関

足の陽明胃経

足の
厥陰肝経

足の
太陰脾経

風市
中瀆

伏兎

陰市
梁丘

膝陽関

血海

曲泉

膝関

陰陵泉

足の
太陽膀胱経

委中

合陽

承筋

承山

飛揚

陽交

跗陽

崑崙

僕参

犢鼻

陽陵泉

足三里

上巨虚

豊隆
外丘

条口
下巨虚

光明
陽輔

懸鍾

解渓

衝陽

陥谷

内庭

厲兌

申脈

金門

京骨

束骨

足通谷

至陰

足の
少陰腎経

地機

中都

漏谷

蠡溝

築賓

三陰交

復溜

交信

太渓

大鍾

水泉

照海

然谷

公孫

太白

太都

商丘

中封

太衝

行間

隠白

◆男性会陰部

任脈　　会陰

◆女性会陰部

任脈　　会陰

◆足底部

足の
少陰腎経　　湧泉

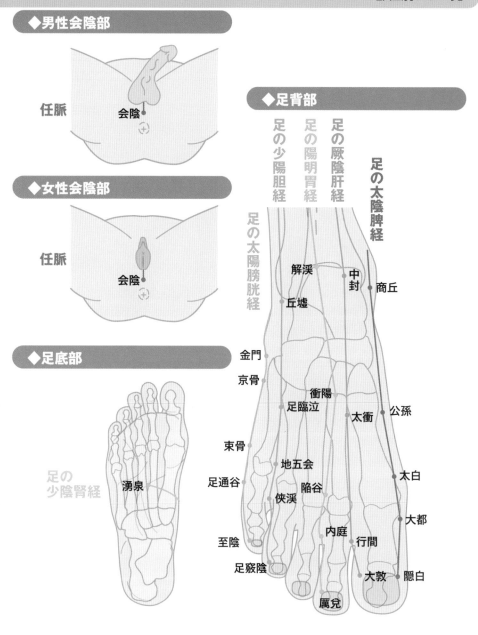

◆足背部

足の少陽胆経
足の陽明胃経
足の厥陰肝経
足の太陰脾経

足の太陽膀胱経

解渓　　中封　　商丘
丘墟

金門
京骨

衝陽
足臨泣　　太衝　　公孫

束骨

地五会　　　　　太白
足通谷　　陥谷
侠渓

大都

至陰　　内庭　　行間
足竅陰　　　　　　大敦　　隠白

厲兌

◆全身の主な筋肉（前面）

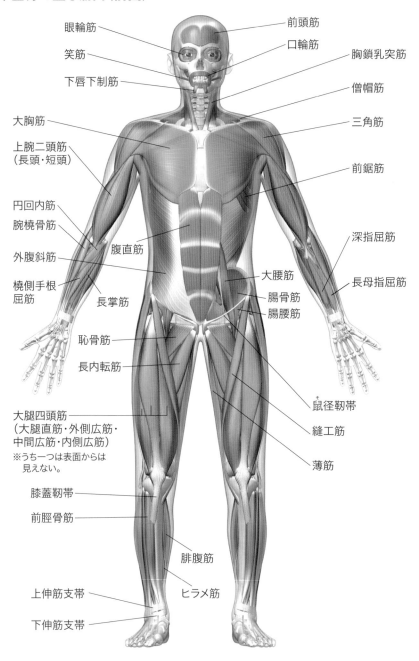

眼輪筋
笑筋
下唇下制筋
大胸筋
上腕二頭筋
（長頭・短頭）
円回内筋
腕橈骨筋
外腹斜筋
橈側手根
屈筋
長掌筋
恥骨筋
長内転筋
大腿四頭筋
（大腿直筋・外側広筋・
中間広筋・内側広筋）
※うち一つは表面からは
　見えない。
膝蓋靭帯
前脛骨筋
上伸筋支帯
下伸筋支帯

前頭筋
口輪筋
胸鎖乳突筋
僧帽筋
三角筋
前鋸筋
深指屈筋
長母指屈筋
腹直筋
大腰筋
腸骨筋
腸腰筋
鼠径靭帯
縫工筋
薄筋
腓腹筋
ヒラメ筋

◆全身の主な筋肉（後面）

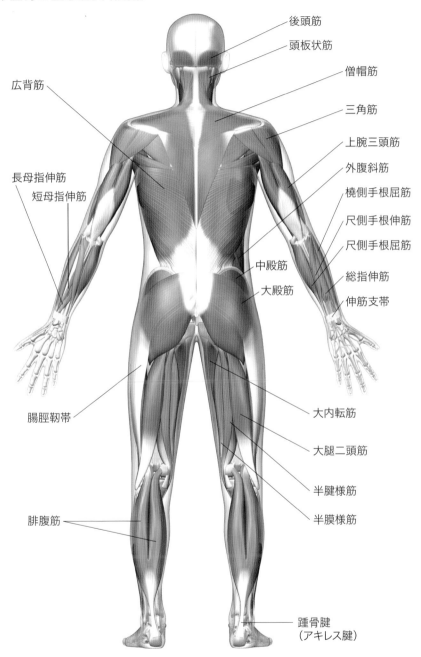

後頭筋

頭板状筋

僧帽筋

三角筋

上腕三頭筋

外腹斜筋

橈側手根屈筋

尺側手根伸筋

尺側手根屈筋

総指伸筋

伸筋支帯

広背筋

長母指伸筋

短母指伸筋

中殿筋

大殿筋

腸脛靭帯

大内転筋

大腿二頭筋

半腱様筋

半膜様筋

腓腹筋

踵骨腱
（アキレス腱）

◆全身の主な骨格

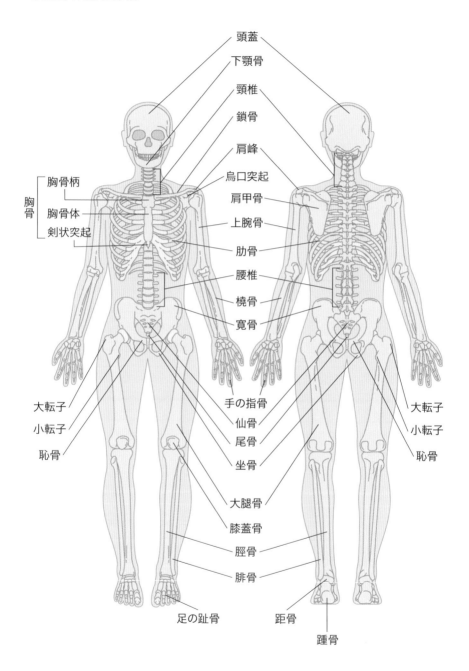

頭蓋
下顎骨
頸椎
鎖骨
肩峰
烏口突起
肩甲骨
上腕骨
肋骨
腰椎
橈骨
寛骨

胸骨
胸骨柄
胸骨体
剣状突起

手の指骨
仙骨
尾骨
坐骨
大腿骨
膝蓋骨
脛骨
腓骨

大転子
小転子
恥骨

大転子
小転子
恥骨

足の趾骨
距骨
踵骨

東洋医学、経絡・経穴の基礎知識

東洋医学の基本的な考え方

POINT
- 東洋医学には統一体観という基本的な考え方がある。
- 臓器や器官、組織などの体と心のすべては関連し合っている。

◇人間は自然の変化に左右される

中国で発祥した東洋医学は、漢方、中医学など伝承された国や学説ごとに特色を持っていますが、その根本的な考え方は変わりません。基本となる考え方は「人間が、動植物などと同じく自然界に属している（一部分である）以上、当然、体調や病状は自然環境の変化に左右される」という**統一体観**（とういつたいかん）です。類型的な考えに、皮膚や臓器、精神など人間を構成するすべての要素は単なる個々のパーツではなく、血管や神経、**経絡**（けいらく）（P.34参照）などのネットワークで互いに関連し合っていることから、身体全体を一つの大自然（宇宙的な世界観）ととらえて考える**整体観念**（せいたいかんねん）があります。

◇自然はプラスとマイナスからできている

衣服や住居、冷暖房などに守られた現代人は、過酷な大自然を生きているとは言えませんが、四季や天候、昼夜など変化する自然の中に身を置いていることには間違いありません。私たちは自分が考える以上に、変化し続ける自然環境の影響を受けています。その影響は**陰陽**（いんよう）という東洋医学の考え方で説明できます。例えば、冬場に悪化する神経痛・腰痛が、気候が暖かくなると軽快するケースは、陰（寒冷）の状態が体に悪影響を及ぼしている可能性が考えられます。一方、夏場に湿疹が悪化するケースは、もともと体が熱を持っていたところに陽（暑熱（しょねつ））が増え過ぎてしまった可能性が考えられます。こうしたケースも含め、東洋医学

試験に出る語句

陰陽

陰陽とは相対的な事柄を表す言葉。陰は冷たい、暗いなどの性質を持つもの全般、逆に陽は温かい、明るいなどの性質を持つもの全般を指す。例えば、夏は陽がピークになり、そこから段々と陰が強くなっていき、冬に陰が最高になり、そこから段々と陽が強くなっていって春を迎える。1日の単位で見ると、太陽が昇っている昼は陽が強く、夜は陰が強い。人間の体で考えると、冷え性の人は体内の陰が強く（もしくは陽が弱く）、熱やほてりのある人は陽が強い（もしくは陰が弱い）状態といえる。

は心身のバランスを重視した医学です。陰陽のほか、気・血（P.28参照）など「心身にとって必要なものが過不足なく、必要なだけある状態」、いわばバランスのとれた状態が東洋医学の健康体と言えるのです。

▶心と体が切り離せない東洋医学

　東洋医学では感情などの精神と臓器・器官などの肉体は、互いに関連し合うとされ、これを心身一如といいます。これは五行説（P.30参照）にもかかわる考え方で、昔から東洋医学の大きな特徴の一つとしてとらえられてきました。しかし、最近ではストレスによる胃腸機能の低下や、笑うことで免疫力が向上するなど、情緒・メンタルが体に影響を及ぼすケースは東洋医学以外の臨床の現場でもよく見られます。東洋医学が精神からの影響を考えている例の一つに未病があります。未病とは「気のせい」で片付けがちな「何となく調子が悪い」といった、病気ではないが健康とも言いづらいという日常で最も多く経験する心身の状況をいいます。この西洋医学では病気とされない「病気と健康の間に存在するグレーゾーン」といわれる未病の状態から治療を始め、病気になる前に治してしまうことを未病治といいます。こうした予防医学的なスタンスが強いところも東洋医学の特色といえます。

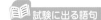
試験に出る語句

心身一如
精神と肉体は互いに関連し合っており、別々に分けて考えることができないものであるとの意味を表す言葉。

試験に出る語句

未病治
病気というわけではないが、健康体とも言いづらい。そうした「未病」と呼ばれる状態で治療を始め、治してしまうこと。一般的に病気は、長い期間かかったもの（慢性病）よりも、かかったばかり（急性病）の方が、治しやすく、治りも早い。かかる前に予兆を見つけて適切な治療を行なえばなおさらである。東洋医学の治療における根本的な考え方の一つ。

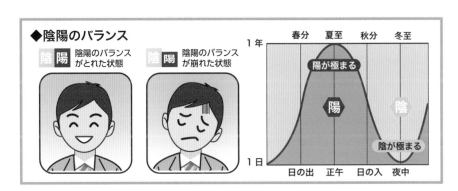

◆陰陽のバランス

| 陰 陽 | 陰陽のバランスがとれた状態 |
| 陰 陽 | 陰陽のバランスが崩れた状態 |

1年　　春分　夏至　秋分　冬至
陽が極まる
陽　　陰
陰が極まる
1日　　日の出　正午　日の入　夜中

気・血・津液・精の働き

 POINT
- 重要な4要素（気・血・津液・精）が体を巡っている。
- 気は心身への働きによって4種類に区分される。

◆体の調子を整える大事な4つの要素

　私たちが生きていくうえにおいて必要な、体を巡っている4つの要素には気、血、津液、精があります。気は簡単にいえば「生命エネルギー」という、心身が生命活動を営むための根源的なエネルギーです。働きなどによって4種類の気があるとされています。血は物質としての血液および血液が体に及ぼす作用全般の総称です。津液は透明な液体で、基本的に体内の血以外の全水分の総称です。精は「生命活動のスタミナ源」のような物質といえます。基本的に各要素は、過量でも不足していても、あるいは循環が滞っても心身に不調をきたします。

◆気の種類と主な働き

　私たちが持っている気はその働きや存在する場所によって、大きく元気、宗気、営気、衛気の4つに分類されます。元気は4つの中で最も重要な心身のベースとなる気です。宗気は呼吸ならびに血の循環を推進します。営気は血を推し動かしながら、血とともに各組織へ栄養を運びます。衛気は主に外部からの邪気の侵入防止と内部に侵入した邪気の駆逐・排出の働きがあります。宗気、営気、衛気は主に水穀の精微から生成されます。

◆血、津液の働き

　血の主な働きは全身に栄養物質を届けること（滋潤

 試験に出る語句

邪気
病気の原因（病因）となる、体に変調を来す事象・感情などの総称。一方、体を守り、自然治癒力を高めるものを「正気」という。邪気には暑さ、寒さなど体外の自然環境による外邪（外因）と、体に変調をきたすほどの強い感情である内邪（内因）に大別される。

 試験に出る語句

水穀の精微
「水穀」は飲食物、「精微」は栄養分を意味する。摂取した飲食物から、脾胃の消化吸収機能（腐熟・運化）によって生成される栄養分のこと。心身の好不調を左右する4つの要素である気、血、津液、精は主に水穀の精微からつくり出される。

作用）で、それにより臓器・器官ほか全身の組織の不調改善や新陳代謝が促進されます。血は水穀の精微から生成され、肝（P.30参照）に蓄えられたのち全身に送り出されます。

また、血や気と同じく、水穀の精微から生成される津液は、喉が渇いた際に飲んだ水分が渇きを癒すのと同様、心身各部を潤し、冷やし、滑らかにすることが主要な働きとなります。この血や津液を合わせて陰液と呼びます。

 メモ

陰液
血と津液の総称。これに対して気は陽気とも呼ばれる。

精の働き

あらゆる生命活動に必要なエネルギーの気に対し、精は「若々しい活力を生み出す物質」と表現できます。精は五臓の腎に蓄えられ、必要に応じて気、血、津液などに変化し、主に心身の成長・発育に関与します。両親から受け継いだ先天の精と、水穀の精微からつくり出される後天の精の2種類があります。

気の種類	分布と働き
元気（げんき）	原気、真気とも呼ばれる。全身のあらゆる場所に存在し、すべての組織の機能を司る働きがある。元気は両親から受け継ぐ先天の精が変化し、生まれてからは後天の精から生成される。
宗気（そうき）	呼吸ならびに血の循環を推進する働きがある。見るや話すなどの体の基本動作とも関連し、動気とも称される。呼吸によって吸い込んだ清気と、摂取した飲食物からつくられる水穀の精微から生成される。
営気（えいき）	脈管内に存在し、血を推し動かし、血とともに各組織へ栄養を運ぶ働きがある。水穀の精微から生成する栄養分が多い気。
衛気（えき）	邪気の侵入防止や駆逐、排出をする。体内から皮膚表面まで幅広く存在し、体の内部では臓器を温める働きもある。水穀の精微から生成される。

臓腑の種別と関連性(五行説)

●東洋医学では主な臓腑に5つの臓（五臓）と6つの腑（六腑）がある。
●臓器同士や、臓器とあらゆる事象には関連付けがなされている。

◀臓腑のとらえ方

東洋医学では臓腑（いわゆる内臓の総称）を、各々が持つ生理・機能的な特徴から臓、腑、奇恒の腑の3種に分類しています。

臓には肝、心、脾、肺、腎の5つがあり、総称して五臓といいます。臓器のとらえ方は東西の医学間で多少の差異があり、西洋医学では臓器名は臓器自体を指すだけですが、東洋医学では臓器の名称プラス各臓器の働きを示します。例えば、肝といった場合、肝臓という臓器を示しているとともに、血を蔵する（蔵血）、気の流れをコントロールする（疏泄）なども意味します。

◀五臓の関連性と対応

臓器は各々が関連し合っています。例えば肺の機能が高まると、腎臓の機能も向上する、あるいは肝臓の機能が亢進し過ぎると消化吸収機能（脾）が低下するなどの兆候が見られます。また、臓器同士以外にも各臓器と関連の深い身体の穴部（目、耳など）や部位などに臓器の変調による症状が現れることがあります。こうした相互関係を臓象といいます。それらに加え、各臓器と関連したあらゆる事象をまとめたものが五行説と呼ばれる理論です。

◀腑、奇恒の腑について

腑は胆、小腸、胃、大腸、膀胱、三焦の6つで六腑

といいます。三焦は具体的な臓器が存在しているわけではなく、概念的な体内の水分の通り道を意味しています。臓と腑はそれぞれ結びつきの強いもの同士で対をなしています（下図参照）。六腑は一本の管であり、飲食物が中を通っていく間に栄養素が吸収されます。奇恒の腑は脳、髄、骨、脈、胆、女子胞（子宮）を指します。

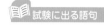
試験に出る語句

臓象
各臓腑が心身に及ぼす影響（生理的、病理的）のこと。人体の生理・病理の観察を通して、各臓腑の機能、変化、相互作用を体系付けた理論を臓象学説という。

◆**五行説の法則**
※五行に属する部位を含む

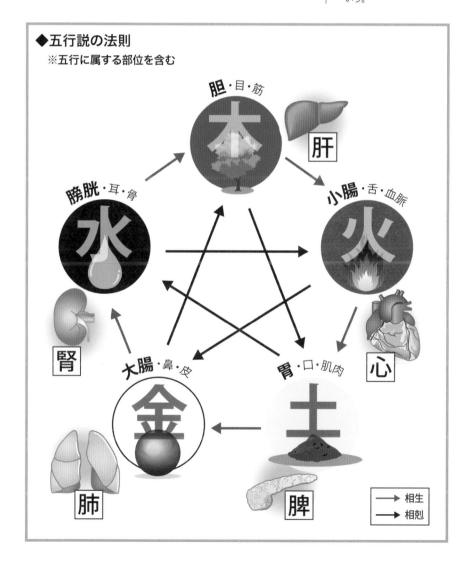

胆・目・筋
木　肝

膀胱・耳・骨
水

小腸・舌・血脈
火

腎

大腸・鼻・皮
金
肺

胃・口・肌肉
土

心

脾

→ 相生
→ 相剋

経絡、経穴という考え方

 POINT
●経絡は全身を巡る気血の流れる通路である。
●経穴は体深部の変調が現れる場所であり、治療するポイントでもある。

◤経絡は全身を巡る通り道

　経絡は気、血（P.28参照）の通り道のことです。経絡は全身に張り巡らされていて、体の各臓器や筋肉、皮膚などをつなぐネットワークの役割をしています。血管や神経と同じようなものともいえますが、大きな違いに「目に見えない」、「具体的な物質ではなく気、血というエネルギーが通る」、「固定されていない」という点があります。

　例えば、川は大地の変動や天候など自然の力により、日々微妙にそのルートが変わっています。経絡も同様に、体調の変化や精神状態などで、そのルートには多少の動き（幅）があると考えられています。

◤深部の変調は経絡を通じて表れる

　外部に存在している邪（六淫）は、体表面から侵入し、経絡を通って体深部へと進んでいきます。このため、侵入された経絡でつながっている部位に次々と症状が現れていきます。また、臓腑に変調が起きた場合、その臓腑とつながっている経絡を通じて、体表面に異常が伝わっていきます。

　例えば、高齢になり腎に不調が起きて腎精が不足した状態では、下半身のだるさ・痛みや、耳鳴り、性機能の減退などが起きやすくなります。逆を言えば、体の表面の臓器と関連する部位の変化・症状に注目することで、一般に気付きにくい臓腑の変調を推測・把握することもできるのです。

試験に出る語句

経絡
気、血というエネルギーの通り道。患部から離れたツボ（正穴）を刺激しても効果が表れるのは、経絡が頭のてっぺんから足の先まで全身を巡る通路となっているため。両手両足を地面に着けたとき、日が当たる側を通る経絡が「陽経」、日の当たらない側を通る経絡が「陰経」となる。

試験に出る語句

六淫
P.28で説明した外邪には風邪、寒邪、暑邪、湿邪、燥邪、火邪の6種類があり、これらを総称して「六淫」という。一方、内邪の怒、喜、悲、憂、恐、驚、思の7つは総じて「七情」という。内邪、外邪を合わせた邪気全般は「六淫七情」とも称される。

◆経穴は気血の滞りを正す治療点

経絡上に現れる反応点を経穴またはツボと呼びます。経穴は経絡上にいくつも存在しており、その経穴を刺激することで経絡内の気血は滞りなく流れるようになります。こうしてエネルギーや栄養分が正常に体内を巡るようになれば、臓腑や組織の機能は活性化され、変調も自然に治っていくという考え方が、東洋医学の治療の基本となっています（自然治癒力の向上）。

こうした考えに基づき、鍼や灸、手技によって経穴を刺激する治療法（ツボ療法）が行なわれているのです。経絡上にある経穴を正穴、そうでないものを奇穴といいます。

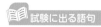

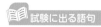

試験に出る語句

経穴
通称で「ツボ」と呼ばれる、体表の微細な凹みなどのこと。①病因が現れる反応点、②刺激して病因を治療する作用点、の2種類の役割を持つ。基本的に、正経十二経脈および督脈（とくみゃく）・任脈（にんみゃく）上にあるものを「正穴」といい、それ以外を「奇穴」という。

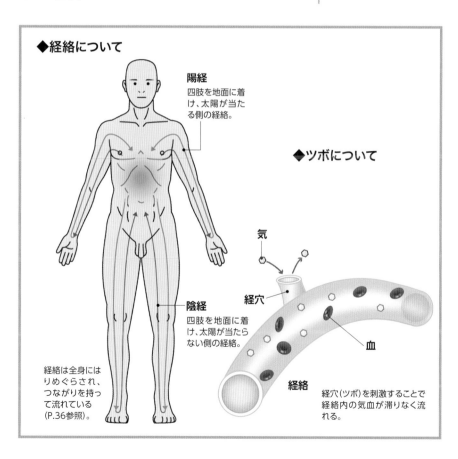

◆経絡について

陽経
四肢を地面に着け、太陽が当たる側の経絡。

◆ツボについて

気

経穴

血

陰経
四肢を地面に着け、太陽が当たらない側の経絡。

経絡は全身にはりめぐらされ、つながりを持って流れている（P.36参照）。

経絡

経穴（ツボ）を刺激することで経絡内の気血が滞りなく流れる。

代表的な経絡とその要穴

POINT
- 正経十二経脈と奇経の2脈を合わせて十四経脈という。
- 各経脈上にはそれぞれ作用や特徴から分類された要穴が存在する。

◀臓腑とつながる正経十二経脈

経脈の主要なものに12本の正経十二経脈がありま
す。これはそれぞれ特定の臓腑とつながっています〔臓
腑と経脈を関連付ける際は、五臓（P.30参照）に心を
包んでいる外膜の心包を加えて六臓六腑となる〕。

体表の手を通る6本を手経、足を通る6本を足経と
いい、それぞれ3本の陰経・陽経に分類されます。こ
れら12本の経脈は、手足の先端や顔面などでつながっ
て全体で一つの経脈の流れを形成しています。これを
流注といいます（P.36参照）。

◀奇経（奇経八脈）の経穴

正経十二経脈以外の主要な8本の経脈（督脈、任
脈、衝脈、帯脈、陰蹻脈、陽蹻脈、陰維脈、陽維脈）
のことを奇経八脈といいます。奇とは「一対になって
いない」ことを意味し、奇経八脈には陰陽の対があり
ません。また、臓腑とのつながりもなく、督脈、任脈
以外の6つの奇経は独自の経穴を持ちません。この奇
経の2脈と正経十二経脈を合わせて十四経脈といいま
す。また、経脈上にはありませんが主治が定められて
いるものに奇穴があります。

◀各経脈の要穴

正経十二経絡上には、WHO（世界保健機関）が定
める標準経穴として361の経穴が存在します。その中
でも「反応が明確」「効果が顕著」などの理由から、

試験に出る語句

心包
心臓を包む膜という、現代
医学にはない概念で、中国
医学では臓器の一つとし
て位置付けられている。心
包と関連付いている経脈
が「手の厥陰心包経」であ
る。

実際の治療で頻繁に用いられる要穴（ようけつ）があります。性質や作用、特徴などによって分類されます（下表参照）。

十二経脈	原穴	郄穴	絡穴	募穴	井穴	栄穴	兪穴	経穴	合穴	背部兪穴
手の太陰肺経	太淵	孔最	列欠	中府	少商	魚際	太淵	経渠	尺沢	肺兪
手の陽明大腸経	合谷	温溜	偏歴	天枢	商陽	二間	三間	陽渓	曲池	大腸兪
足の陽明胃経	衝陽	梁丘	豊隆	中脘	厲兌	内庭	陥谷	解渓	足三里	胃兪
足の太陰脾経	太白	地機	公孫	章門	隠白	大都	太白	商丘	陰陵泉	脾兪
手の少陰心経	神門	陰郄	通里	巨闕	少衝	少府	神門	霊道	少海	心兪
手の太陽小腸経	腕骨	養老	支正	関元	少沢	前谷	後渓	陽谷	小海	小腸兪
足の太陽膀胱経	京骨	金門	飛揚	中極	至陰	足通谷	束骨	崑崙	委中	膀胱兪
足の少陰腎経	太渓	水泉	大鐘	京門	湧泉	然谷	太渓	復溜	陰谷	腎兪
手の厥陰心包経	大陵	郄門	内関	膻中	中衝	労宮	大陵	間使	曲沢	厥陰兪
手の少陽三焦経	陽池	会宗	外関	石門	関衝	液門	中渚	支溝	天井	三焦兪
足の少陽胆経	丘墟	外丘	光明	日月	足竅陰	侠渓	足臨泣	陽輔	陽陵泉	胆兪
足の厥陰肝経	太衝	中都	蠡溝	期門	大敦	行間	太衝	中封	曲泉	肝兪

原穴は原気と密接にかかわり、原気の流れをよくする。郄穴（げきけつ）は急性の症状に、絡穴は慢性疾患にそれぞれ効果が高く、募穴、背部兪穴は経脈の気が出入りし、井穴は気が湧き出す。栄穴は気が一旦たまる経穴で、兪穴は気が注ぎ込まれる、経穴は気がゆるやかに流れる経穴、合穴は気が合流して体内に入っていく経穴（こうけつ）となる。

正経十二経の流注

●全身を巡る経脈（正経）の一連の流れを流注という。
●流注には原則的に方向性や始点が存在する。

◆正経は全身をひとつながりで巡っている

　正経十二経脈（P.35参照）は一つながりの経脈となっており、方向性のある流れをつくっています。この流れを流注といいます。流れは原則、手の三陰経が胸部から手に向かって流れ、指の先で手の三陽経とつながり、そこから今度は頭部に上がっていき、顔面で足の三陽経と連絡し、顔面から足部に下っていきます。そして足指の先で足の三陰経につながったら、体上部へと上がっていき、手の三陰経と胸部で連絡します。こうした一連の流れは以下のように図式化できます。また、より具体的な経脈の流れはP.37〜39に示した通りです。

試験に出る語句

流注
「流れる」「流れ込む」の意味で、各経絡内の一方向性の流れと経絡間を連絡する流れを意味する。

◆正経十二経脈の走行と接続部

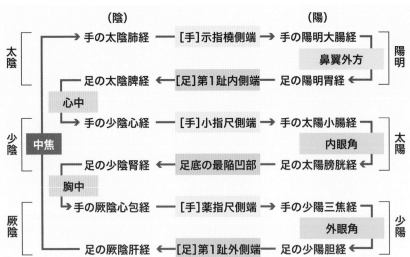

◆手の太陰肺経

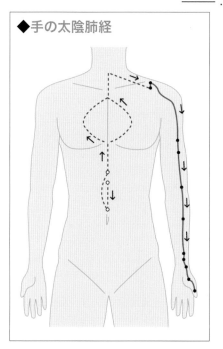

◆手の陽明大腸経

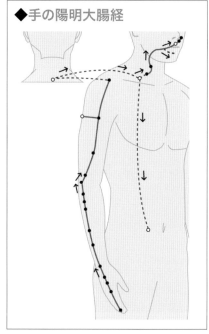

◆足の陽明胃経

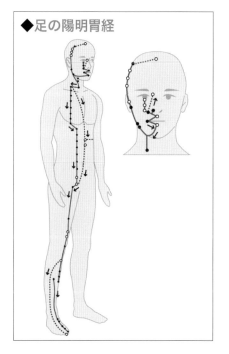

◆足の太陰脾経

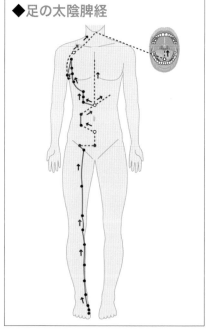

◆手の少陰心経

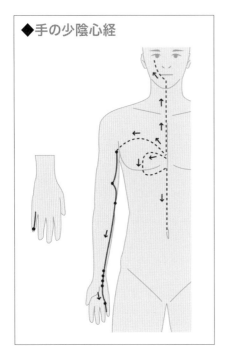

◆手の太陽小腸経

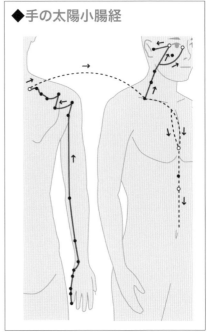

◆足の太陽膀胱経

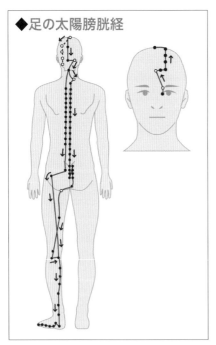

◆足の少陰腎経

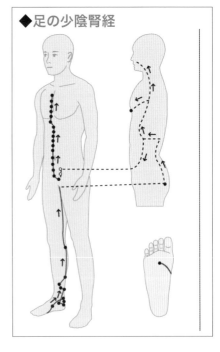

◆手の厥陰心包経

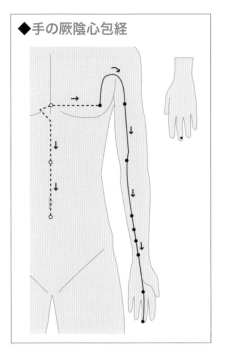

◆手の少陽三焦経

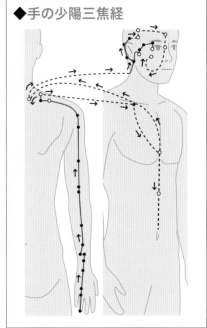

◆足の少陽胆経

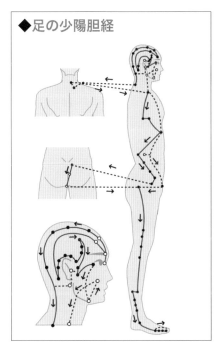

◆足の厥陰肝経

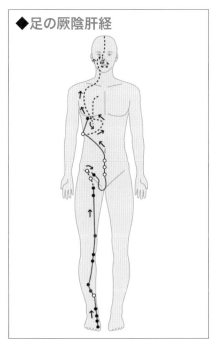

ツボの位置の測り方（取穴）

 ●経穴の位置を探し、決定することを取穴（経穴定位）という。
●取穴には国際的に標準化されたルールが存在する。

◀位置の決め方の基本は3種類

　経穴の位置を決めていくことを取穴（経穴定位）といいます。人間個々に体格や体型が異なることから、経穴の位置も当然異なります。こうした個体差のある人体の取穴を行なうために、古来より、取穴にはさまざまな方法が用いられてきましたが、現代では国際的なルールをWHO（世界保健機関）が定めています。解剖学的指標、骨度法、手指同身寸法という3つの方法が、広く一般に用いられています。

●解剖学的指標

　特定の体の部位を目印にする方法。指標には、くるぶしなど骨が突出した場所や目、耳、眉などの器官、髪の生え際などの固定指標と、手足などを動かした際に生じるしわやくぼみなどの移動指標があります。

●骨度法

　2つの関節の間など、特定の体の部位を等分することで長さ（寸）を割り出し、経穴の位置決めに使う単位とする方法。頭部から下肢に至るまで、十数カ所の部位で長さが決められています。

●同身寸法

　治療を受ける人の指の長さや幅から位置を決める方法。中指寸、母指寸、4指幅寸法などがあり、主に上肢・下肢などの取穴に用いられます。

 試験に出る語句

骨度法
経脈の長さや経穴の位置は、各人によって違いがある。個体差のある経脈の位置を決定するために、骨格を基準として個人の寸度を定めたものを**骨度**という。骨度を用いて身体の経穴の位置を決定する方法を**骨度法**という。

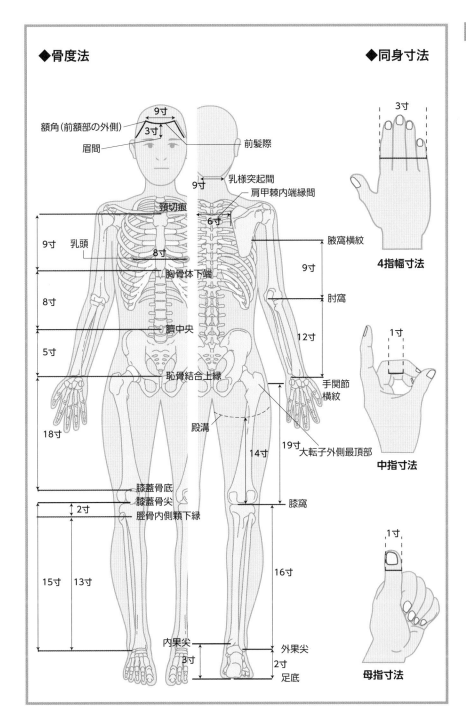

◆骨度法

◆同身寸法

額角(前額部の外側)
眉間
9寸
3寸
前髪際

3寸

4指幅寸法

9寸　→乳様突起間
肩甲棘内端縁間
頸切痕
6寸

腋窩横紋

9寸　乳頭
8寸
胸骨体下端

9寸

肘窩

8寸

臍中央

12寸

5寸

恥骨結合上縁

手関節横紋

1寸

殿溝

18寸

14寸

19寸　大転子外側最頂部

中指寸法

膝蓋骨底
膝蓋骨尖
脛骨内側顆下縁

2寸

膝窩

1寸

15寸　13寸

16寸

母指寸法

内果尖
3寸
外果尖
2寸
足底

日々感じている生命エネルギー
「気」

　脳が活動するにはブドウ糖が必要であり、ブドウ糖が分解されたグリコーゲンによって筋肉を動かすことができます。ほかにもさまざまな栄養素を摂取することで私たちは生命活動を営んでいます。そのためには日々食物を取り、エネルギーをつくり出すための素材を体に取り入れなければいけません。しかし、ただエネルギーを摂取するだけでは円滑にエネルギーを消費することはできません。車でいえば飲食物はガソリンに相当しすが、ガソリンを入れただけでは車は動きません。ガソリンを駆動力（動かすエネルギー）に変換する必要があります。

　東洋医学においてその駆動力に当たるのが「気」です。気はエネルギーにもなる飲食物からつくられ、全身の臓器・器官・神経ほかすべての心身の活動を営んでいます。よく「気は目に見えないから非科学的」と言われますが、エネルギーなので見えなくて当たり前です。水や太陽は見えます。それによって生み出される水力エネルギーや太陽エネルギーによって電気が生じ、物が動かされるなどの現象も見えます。しかし、水力エネルギーや太陽エネルギー自体は見えません。それと同じことなのです。

　気のエネルギー量は心身の状態によって変化します。例えば学校や会社での成績が上がり、人間関係も良好であれば「気分がよい」し、「強気」にもなれるでしょう。一方、真逆の状況で悩みごとだらけなら、「気がめいり」、「弱気」にもなるというもの。さらには、職を失う、親しい人との別れなど過大なストレスが加わることがあれば、それが原因で「病気」になることもあります。このように、私たちは常に気というエネルギーの変化を、無意識のうちに感じ取っています。

　何となく気分が優れない、でも病気というほど悪くないとき、『気のせいかな?』と思ったことはありませんか。まさにその通りです。気というエネルギーの微妙な変化による病気の前兆を感じ取った瞬間であり、それは「気」のせいなのです。

第**2**章

14経脈

1　手の太陰肺経

中焦の中脘穴に起り、下がって水分穴で大腸をまとい、上行して上脘穴で胃の噴内部をめぐる。さらに横隔膜を貫いて肺に属し、次いで気管、咽頭をめぐって、肺から腋窩部を通って上肢前外側を通り、母指の外側端に終わる。

中府・雲門・天府・侠白・尺沢 ➡P.46
孔最・列欠・経渠・太淵・魚際・少商 ➡P.48

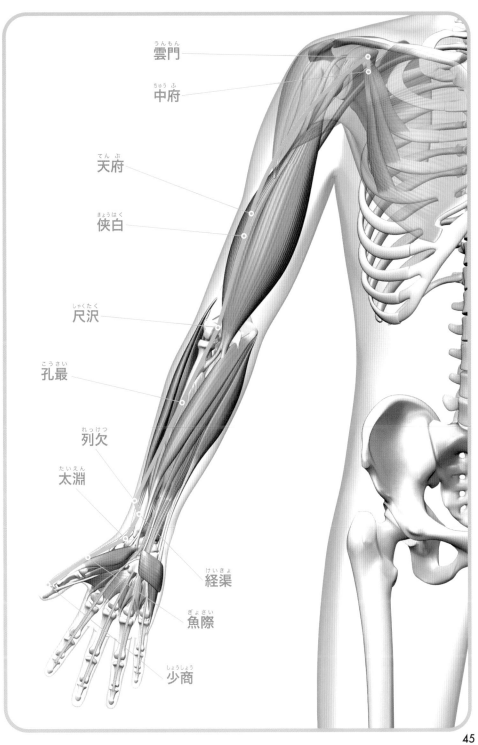

雲門
うんもん

中府
ちゅう ふ

天府
てん ぷ

侠白
きょうはく

尺沢
しゃくたく

孔最
こうさい

列欠
れっけつ

太淵
たいえん

経渠
けいきょ

魚際
ぎょさい

少商
しょうしょう

中府・雲門・天府・侠白・尺沢

天府

上腕前外側で、上腕二頭筋の外側縁、腋窩横紋前端から下方3寸。
※腋窩横紋…わきにできるしわのこと。

中府

前胸部で、第1肋間と同じ高さ、鎖骨下窩の外側、前正中線から外方6寸。

雲門

前胸部で、鎖骨下窩の陥凹部、烏口突起の内側、前正中線の外方6寸。

侠白

上腕前外側、上腕二頭筋の外側縁、腋窩横紋前端から下方4寸。

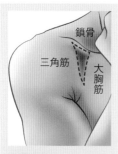

鎖骨
三角筋
大胸筋

鎖骨下窩
（鎖骨胸筋三角）
鎖骨の直下にあり、大胸筋と三角筋のふくらみの間にできるくぼみ。

尺沢

肘前部で、肘窩横紋上、上腕二頭筋腱の外側の陥凹部。
※肘窩横紋…肘関節を曲げるときにできるしわのこと。

上肢右側前面

華蓋（任脈）

鎖骨
烏口突起
肩峰
三角筋
小胸筋

胸骨
第1肋骨
第2肋骨
第3肋骨
大胸筋
第4肋骨

長頭
短頭
腋窩横紋前端

剣状突起

上腕二頭筋
上腕筋
上腕骨
円回内筋
橈骨

内側上顆
肘窩横紋
外側上顆

0
1
6
0

0
3
4
9

LU1 中府（ちゅうふ）

取り方 華蓋（任脈）の外方6寸、鎖骨の下、大胸筋の張った所よりやや上方に取る。

解剖 大胸筋、小胸筋、〈筋枝〉内側・外側胸筋神経、〈皮枝〉鎖骨上神経、[血管] 胸肩峰動脈、外側胸動脈

臨床 呼吸器疾患（喘息）、胸の苦しさ、喉の痛みなど

字義 「中」はなか、あたる、中焦（胸〜上腹部の意）の気を指し、「府」は人や物の集まる所。よく反応が現れる所であり、中焦の気が集まる所という意味である。

LU2 雲門（うんもん）

取り方 上肢を前に挙げたときに、鎖骨中央のやや外方下際にできる陥凹部に取る。中府の上方1寸。

解剖 大胸筋、〈筋枝〉内側・外側胸筋神経、〈皮枝〉鎖骨上神経、[血管] 胸肩峰動脈、外側胸動脈

臨床 呼吸器疾患（喘息）、胸の苦しさ、喉の痛みなど

字義 「雲」は外界の生気、「門」は人や物の出入りする所。外界のエネルギーが出入りする所を意味している。

LU3 天府（てんぷ）

取り方 腋窩横紋前端と尺沢との間を3等分し、腋窩横紋前端側から1/3の所で、上腕二頭筋の外側縁に取る。
※腋窩横紋前端から尺沢までの長さを9寸とする。

解剖 上腕二頭筋、上腕筋、〈筋枝〉筋皮神経、〈皮枝〉上外側上腕皮神経、[血管] 上腕動脈の枝

臨床 鼻出血（特に高血圧によるもの）、胃などの出血、上肢の神経痛、関節リウマチなど

字義 「天」は外界のエネルギー、「府」は人や物が集まることを指す。外界のエネルギーが集まる反応点という意味である。

LU4 侠白（きょうはく）

取り方 天府の下方1寸で上腕二頭筋の外側縁に取る。

解剖 上腕二頭筋、上腕筋、〈筋枝〉筋皮神経、〈皮枝〉上外側上腕皮神経、[血管] 上腕動脈の枝（上腕深動脈）

臨床 心臓疾患、特に胸内苦悶など

字義 「侠」は挟む。「白」は五臓色体表（P.229参照）の五色で肺に当たる。肺を挟む部位にある経穴という意味である。

LU5 尺沢（しゃくたく）

取り方 肘を曲げ、上腕二頭筋腱を緊張させたとき、外側陥凹部の肘窩横紋上に取る。
※尺沢から太淵までの長さを1尺2寸とする。

解剖 上腕二頭筋（腱）、上腕筋、〈筋枝〉筋皮神経、〈皮枝〉外側前腕皮神経、[血管] 上腕深動脈の枝（橈側側副動脈）

臨床 呼吸器疾患および心臓疾患、咽頭痛、眼・鼻の疾患、高血圧、小児けいれん、関節リウマチなど

字義 「尺」は、元は母指と示指を広げた様子をかたどった文字（母指で、示指を広げた2つ分が1尺）で、長さ1尺の前腕の骨が尺骨と呼ばれ、前腕部を意味し、「沢」は水の浅くたまる所、前腕の曲がり目のへこみ（肘窩）にある経穴の意味である。

孔最・列欠・経渠・太淵・魚際・少商

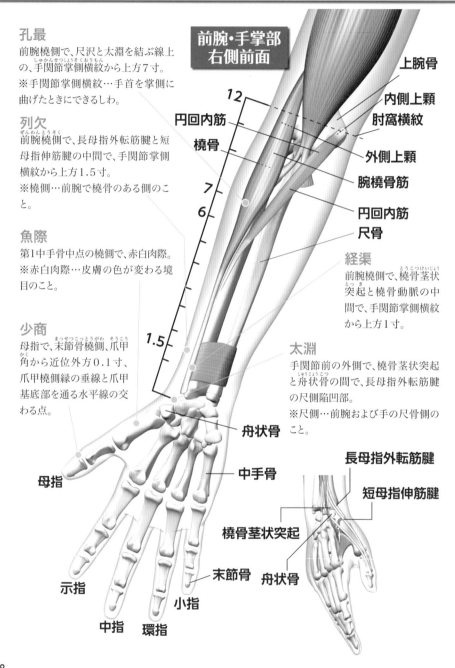

孔最

前腕橈側で、尺沢と太淵を結ぶ線上の、手関節掌側横紋から上方7寸。
※手関節掌側横紋…手首を掌側に曲げたときにできるしわ。

列欠

前腕橈側で、長母指外転筋腱と短母指伸筋腱の中間で、手関節掌側横紋から上方1.5寸。
※橈側…前腕で橈骨のある側のこと。

魚際

第1中手骨中点の橈側で、赤白肉際。
※赤白肉際…皮膚の色が変わる境目のこと。

少商

母指で、末節骨橈側、爪甲角から近位外方0.1寸、爪甲橈側縁の垂線と爪甲基底部を通る水平線の交わる点。

前腕・手掌部
右側前面

12
円回内筋
橈骨
7
6
1.5

上腕骨
内側上顆
肘窩横紋
外側上顆
腕橈骨筋
円回内筋
尺骨

経渠

前腕橈側で、橈骨茎状突起と橈骨動脈の中間で、手関節掌側横紋から上方1寸。

太淵

手関節前の外側で、橈骨茎状突起と舟状骨の間で、長母指外転筋腱の尺側陥凹部。
※尺側…前腕および手の尺骨側のこと。

舟状骨
中手骨
母指

長母指外転筋腱
短母指伸筋腱

橈骨茎状突起
舟状骨

末節骨
示指
小指
中指
環指

LU6 孔最（こうさい）

取り方 尺沢と太淵を線で結び、その中間から上方1寸に取る。

解剖 腕橈骨筋、円回内筋、〈筋枝〉橈骨神経、正中神経、〈皮枝〉外側前腕皮神経、［血管］橈骨動脈

臨床 咳や喉の痛みなどの呼吸器疾患、発熱性疾患で汗が出ないときに、発汗促進など

字義 「孔」はあな、すき間、「最」は最も著しいの意味。肺気を通じさせるのに最も優れている所という意味である。

LU7 列欠（れっけつ）

取り方 太淵の上方1.5寸で、母指を外転・伸展して長母指外転筋腱と短母指伸筋を緊張させ、その間に取る。

解剖 腕橈骨筋（腱）、長母指外転筋（腱）、短母指伸筋（腱）、〈筋枝〉橈骨神経、〈皮枝〉外側前腕皮神経、［血管］橈骨動脈

臨床 頭痛、項痛、喉の痛み、風邪の初期の後頭部の痛みや首の痛み、扁桃炎、顔面神経麻痺など　※項痛…首の痛みのこと

字義 「列」は分かれる、別行する、「欠」は器の裂け目、欠けるという意味。本経脈がここを分岐点として分かれ、その一部が別の道すじに行く所という意味である。

LU8 経渠（けいきょ）

取り方 太淵から上方1寸で、橈骨下端の外側の高い部分と橈骨動脈との間に取る。

解剖 腕橈骨筋（腱）、長母指外転筋（腱）、〈筋枝〉橈骨神経、〈皮枝〉外側前腕皮神経、［血管］橈骨動脈

臨床 扁桃炎、気管支炎、足の裏の痛みなど

字義 「経」は川の流れ、「渠」は溝の意味。経脈が勢いよく流れる溝、橈骨動脈部にある経穴という意味である。

LU9 太淵（たいえん）

取り方 手関節前面横紋上で、橈骨動脈拍動部に取る。

解剖 橈側手根屈筋（腱）、長母指外転筋（腱）、〈筋枝〉正中神経、〈皮枝〉外側前腕皮神経、［血管］橈骨動脈

臨床 呼吸器疾患やそれに伴う胃腸障害、母指痛、手関節炎、リウマチなど

字義 「太」は大きい、重要、「淵」は深くて広いという意味。大きくて深く広いふちのような所にある経穴という意味である

LU10 魚際（ぎょさい）

取り方 第1中手骨中点の外側、手掌と手背の境目に取る。

解剖 短母指外転筋、母指対立筋、〈筋枝〉正中神経、〈皮枝〉橈骨神経浅枝、［血管］橈骨動脈の枝（母指主動脈）

臨床 肩前面部の疼痛、母指痛など

字義 「魚」は魚腹といって母指球を指し、「際」はほとり、きわを意味する。母指球のきわにある経穴という意味である。

LU11 少商（しょうしょう）

取り方 母指の爪根部から横に引いた線と、外側縁に引いた線との交点に取る。

解剖 〈皮枝〉橈骨神経浅枝、［血管］母指主動脈の枝（母指橈側動脈）

臨床 扁桃炎、咽頭炎など

字義 「少」はすくない、末端、「商」はあきない、五臓色体表（P.229参照）の五音の中で肺に当たり、少商とは肺経の末端にある経穴という意味である。
※五音…音階で、声の高さを示し、ミソドレラに当たる。

2　手の陽明大腸経

肺経の脈気を受けて、示指外側端（商陽穴）に起こり、示指から前腕の後外側（橈骨に沿って）を通って肘関節を経て肩に至り、上行して大椎穴に至り、これから鎖骨上窩（欠盆穴）に入る。これより2枝に分かれ、その1枝は頬から下歯に入り、出て人中の水溝穴で左右交叉したのち鼻孔の傍らの迎香穴に終わる。別の1枝は、胸中に入り肺をまとい横隔膜を貫いて天枢穴で大腸に帰属する。

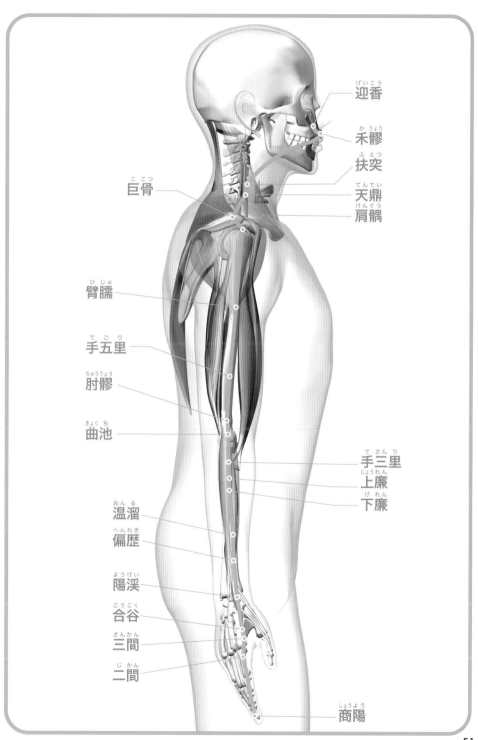

迎香 <ruby>迎香<rt>げいこう</rt></ruby>

禾髎 <ruby>禾髎<rt>かりょう</rt></ruby>

扶突 <ruby>扶突<rt>ふとつ</rt></ruby>

天鼎 <ruby>天鼎<rt>てんてい</rt></ruby>

肩髃 <ruby>肩髃<rt>けんぐう</rt></ruby>

巨骨 <ruby>巨骨<rt>ここつ</rt></ruby>

臂臑 <ruby>臂臑<rt>ひじゅ</rt></ruby>

手五里 <ruby>手五里<rt>てごり</rt></ruby>

肘髎 <ruby>肘髎<rt>ちゅうりょう</rt></ruby>

曲池 <ruby>曲池<rt>きょくち</rt></ruby>

手三里 <ruby>手三里<rt>てさんり</rt></ruby>

上廉 <ruby>上廉<rt>じょうれん</rt></ruby>

下廉 <ruby>下廉<rt>げれん</rt></ruby>

温溜 <ruby>温溜<rt>おんる</rt></ruby>

偏歴 <ruby>偏歴<rt>へんれき</rt></ruby>

陽渓 <ruby>陽渓<rt>ようけい</rt></ruby>

合谷 <ruby>合谷<rt>ごうこく</rt></ruby>

三間 <ruby>三間<rt>さんかん</rt></ruby>

二間 <ruby>二間<rt>じかん</rt></ruby>

商陽 <ruby>商陽<rt>しょうよう</rt></ruby>

商陽・二間・三間・合谷・陽渓

（しょうよう・じかん・さんかん・ごうこく・ようけい）

タバコ窩
（橈骨小窩）

タバコ窩は、長母指伸筋腱と短母指伸筋腱との間で、母指を橈側外転させたとき、手関節橈側遠位部にできるくぼみのこと。

陽渓
手関節後外側で、手関節背側横紋橈側、橈骨茎状突起の遠位に位置するタバコ窩（橈骨小窩）の陥凹部。

長母指伸筋腱

短母指伸筋腱

長母指外転筋腱

右手側面

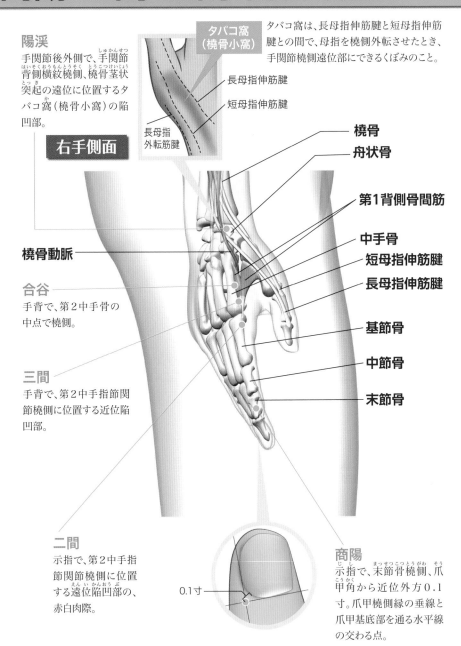

橈骨

舟状骨

第1背側骨間筋

橈骨動脈

中手骨

短母指伸筋腱

長母指伸筋腱

合谷
手背で、第2中手骨の中点で橈側。

基節骨

中節骨

三間
手背で、第2中手指節関節橈側に位置する近位陥凹部。

末節骨

二間
示指で、第2中手指節関節橈側に位置する遠位陥凹部の、赤白肉際。

0.1寸

商陽
示指で、末節骨橈側、爪甲角から近位外方0.1寸。爪甲橈側縁の垂線と爪甲基底部を通る水平線の交わる点。

LI1 商陽（しょうよう）

取り方 示指の爪根部から横に引いた線と、外側端に引いた線との交わる点に取る。

解剖 〈皮枝〉正中神経の固有掌側指神経、[血管] 背側指動脈
臨床 扁桃炎、脳充血、高血圧、耳鳴りなど

字義 「商」は五音の中で肺に当たり、「陽」は陽経を表し、肺経を受けた経脈が陽（大腸経）として始まる所という意味である。

LI2 二間（じかん）

取り方 第2中手指節関節の外側を触り、さらにその下にある陥凹部の中、手掌と手背の境目に取る。

解剖 第1背側骨間筋（腱）、〈筋枝〉尺骨神経、〈皮枝〉橈骨神経浅枝、[血管] 背側指動脈
臨床 扁桃炎、歯痛、鼻血など

字義 「二」は2、「間」はあいだで、示指の末端から数えて2つ目にある経穴という意味である。

LI3 三間（さんかん）

取り方 手の背側、第2中手骨の外側縁をなで下ろしたとき、指が止まる所に取る。

解剖 第1背側骨間筋、〈筋枝〉尺骨神経、〈皮枝〉橈骨神経浅枝、[血管] 背側指動脈
臨床 扁桃炎、歯痛、鼻血、リウマチなど

字義 「三」は3、「間」はあいだで、示指の末端から数えて3つ目にある経穴という意味である。

LI4 合谷（ごうこく）

取り方 第2中手骨中点の橈側、圧迫すると圧痛のある所に取る。

解剖 第1背側骨間筋、〈筋枝〉尺骨神経、〈皮枝〉橈骨神経浅枝、[血管] 第1背側中手動脈
臨床 眼科疾患、高血圧、耳鳴り、歯痛、神経系疾患（てんかん、小児のひきつけ、神経衰弱など）、関節リウマチなど

字義 「合」はあう、合する、「谷」は山間のくぼみの意味。山間のくぼみの閉じる所、第1・第2中手骨の間のくぼみにある経穴という意味である。

LI5 陽渓（ようけい）

取り方 タバコ窩（橈骨小窩）の陥凹部、橈骨と舟状骨との間で手関節背側に取る。

解剖 長母指伸筋（腱）、短母指伸筋（腱）、〈筋枝〉橈骨神経、〈皮枝〉橈骨神経浅枝、[血管] 橈骨動脈
臨床 関節リウマチ、歯痛、耳鳴り、橈骨神経痛および麻痺など

字義 「陽」は手の背面で大腸経を意味し、「渓」は細長い谷川の意味がある。手関節背面の陥凹部（タバコ窩）にある経穴という意味である。

偏歴・温溜・下廉・上廉・手三里
へんれき　おんる　げれん　じょうれん　てさんり

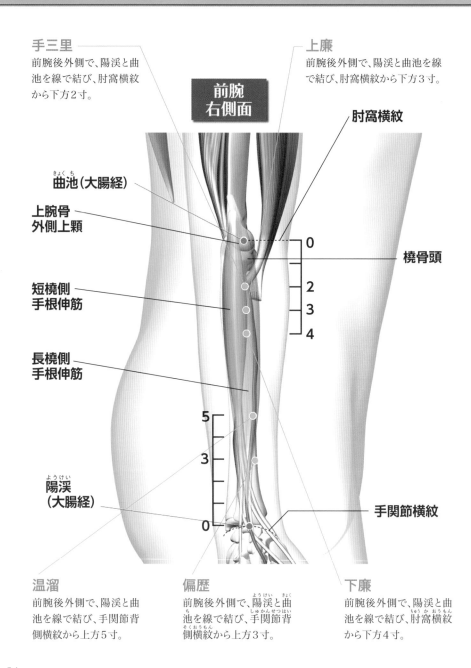

手三里
前腕後外側で、陽渓と曲池を線で結び、肘窩横紋から下方2寸。

上廉
前腕後外側で、陽渓と曲池を線で結び、肘窩横紋から下方3寸。

前腕
右側面

肘窩横紋

曲池(大腸経)
きょくち

上腕骨
外側上顆

短橈側
手根伸筋

長橈側
手根伸筋

橈骨頭

0

2

3

4

5

3

陽渓
(大腸経)
ようけい

手関節横紋

0

温溜
前腕後外側で、陽渓と曲池を線で結び、手関節背側横紋から上方5寸。

偏歴
前腕後外側で、陽渓と曲池を線で結び、手関節背側横紋から上方3寸。
ようけい　きょく
しゅかんせつはい
そくおうもん

下廉
前腕後外側で、陽渓と曲池を線で結び、肘窩横紋から下方4寸。
ちゅうかおうもん

LI6 偏歴（へんれき）

取り方 陽渓と曲池とを線で結んで4等分し、陽渓から¼の所に取る。

解剖 長橈側手根伸筋（腱）、短橈側手根伸筋（腱）、長母指外転筋（腱）、〈筋枝〉橈骨神経、〈皮枝〉外側前腕皮神経、[血管] 橈骨動脈

臨床 腱鞘炎、母指麻痺、歯痛、鼻血など

字義 「偏」はかたよる、片側、「歴」はめぐる、そそぐの意味。前腕の橈側部にかたよってそそぐ所という意味である。

LI7 温溜（おんる）

取り方 陽渓と曲池を結ぶ線の中点から下へ1寸の所に取る。手を握ると、橈骨の際に硬く触れる筋の先。

解剖 長橈側手根伸筋、短橈側手根伸筋、〈筋枝〉橈骨神経、〈皮枝〉外側前腕皮神経、[血管] 橈骨動脈

臨床 歯痛（特に下歯列の痛み）、口内炎、頬の腫れ、肛門疾患など

字義 「温」は温かさ、「溜」はたまる、したたるの意味。温かさがたまる所の意味である。

LI8 下廉（げれん）

取り方 陽渓と曲池とを線で結んで3等分し、曲池から1/3の所に取る。長・短橈側手根伸筋の間にある。

解剖 長橈側手根伸筋、短橈側手根伸筋、〈筋枝〉橈骨神経、〈皮枝〉外側前腕皮神経、[血管] 橈骨動脈

臨床 橈骨神経痛および麻痺など

字義 「下」は下、「廉」はひし形の角の意味。肘を曲げて深部に斜めに現れる骨稜の下尺側にある経穴という意味である。

LI9 上廉（じょうれん）

取り方 陽渓と曲池とを線で結んで4等分し、曲池から¼の所に取る。

解剖 長橈側手根伸筋、短橈側手根伸筋、〈筋枝〉橈骨神経、〈皮枝〉外側前腕皮神経、[血管] 橈骨動脈

臨床 橈骨神経痛および麻痺など

字義 「上」はうえ、「廉」はかどの意味。骨稜の上にある経穴という意味である。

LI10 手三里（てさんり）

取り方 曲池の下方2寸に取る。長・短橈側手根伸筋の間にある。

解剖 長橈側手根伸筋、短橈側手根伸筋、〈筋枝〉橈骨神経、〈皮枝〉外側前腕皮神経、[血管] 橈骨動脈

臨床 化膿性疾患、麻痺、脳溢血、脳充血、脳貧血、蓄膿症など

字義 「手」は手、「三」は3つ目、初陽（陽の数の始まり）、「里」は居どころ、みちのり、宿の意味。陽病の初期症状の宿る経穴で、陽病に用いる経穴という意味である。

曲池・肘髎・手五里・臂臑・肩髃

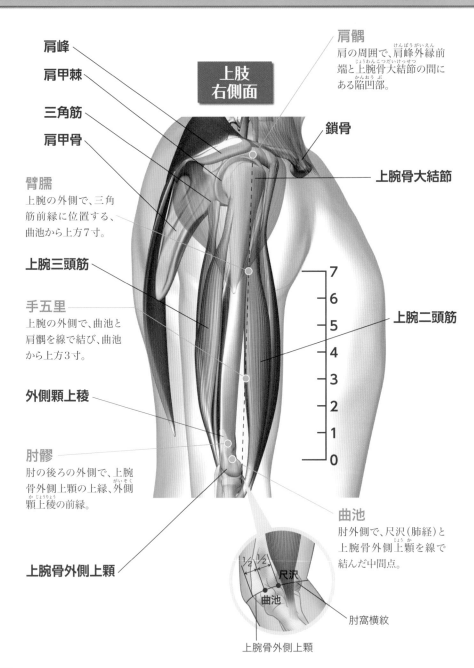

肩髃
肩の周囲で、肩峰外縁前端と上腕骨大結節の間にある陥凹部。

肩峰

肩甲棘

三角筋

肩甲骨

上肢
右側面

鎖骨

上腕骨大結節

臂臑
上腕の外側で、三角筋前縁に位置する、曲池から上方7寸。

上腕三頭筋

手五里
上腕の外側で、曲池と肩髃を線で結び、曲池から上方3寸。

上腕二頭筋

7
6
5
4
3
2
1
0

外側顆上稜

肘髎
肘の後ろの外側で、上腕骨外側上顆の上縁、外側顆上稜の前縁。

上腕骨外側上顆

曲池
肘外側で、尺沢（肺経）と上腕骨外側上顆を線で結んだ中間点。

尺沢

曲池

肘窩横紋

上腕骨外側上顆

LI11 曲池（きょくち）

取り方 肘を曲げ、肘窩横紋（ちゅうかおうもん）の外側、尺沢と上腕外側上顆の中点に取る。

解剖 長橈側手根伸筋、短橈側手根伸筋、〈筋枝〉橈骨神経、〈皮枝〉後前腕皮神経、[血管] 橈側側副動脈

臨床 皮膚病や化膿性疾患、眼科疾患、上肢の神経痛と麻痺、半身不随、歯痛、咽頭痛、月経不順、頭痛、肩こりなど

字義 「曲」はまがる、「池」はたまるの意味。肘関節の曲がる部分にあって経気のよく集まる所という意味である。

LI12 肘髎（ちゅうりょう）

取り方 曲池の後ろ上方で、上腕骨外側顆上稜の前縁に取る。

解剖 上腕三頭筋、〈筋枝〉橈骨神経、〈皮枝〉後前腕皮神経、[血管] 中側副動脈

臨床 上肢の神経痛や麻痺、関節リウマチなど

字義 「肘」はひじ関節、「髎」は亀の尾や骨の角の意味。上腕骨の下部後外縁の角ばった所にある経穴という意味である。

LI13 手五里（てごり）

取り方 曲池から肩髃に向かって上がること3寸、上腕三頭筋の外側縁に取る。

解剖 上腕三頭筋、〈筋枝〉橈骨神経、〈皮枝〉下外側上腕皮神経、[血管] 橈側側副動脈

臨床 上肢の神経痛や麻痺、関節リウマチなど

字義 字義は明らかではない。

LI14 臂臑（ひじゅ）

取り方 曲池から上方7寸、三角筋の前縁に取る。

解剖 三角筋、〈筋枝〉腋窩神経、〈皮枝〉上外側上腕皮神経、[血管] 橈側側副動脈

臨床 上肢の神経痛と麻痺、五十肩、頭痛など

字義 「臂」は前腕、「臑」は上腕を指し、上肢の疾患に用いる経穴という意味である。

LI15 肩髃（けんぐう）

取り方 上腕を前方に上げたとき、肩峰の前後に出る2つの陥凹部のうち、前の陥凹部に取る。

解剖 三角筋、〈筋枝〉腋窩神経、〈皮枝〉鎖骨上神経、[血管] 後上腕回旋動脈

臨床 肩関節炎、関節リウマチ、上肢の神経痛や麻痺、半身不随、皮膚病など

字義 「肩」は肩の峰または肩関節、「髃」は角ばったすみ、先端の意味。肩峰の外端にある経穴という意味である。

巨骨・天鼎・扶突・禾髎・迎香

こ こつ　てんてい　ふ とつ　か りょう　げいこう

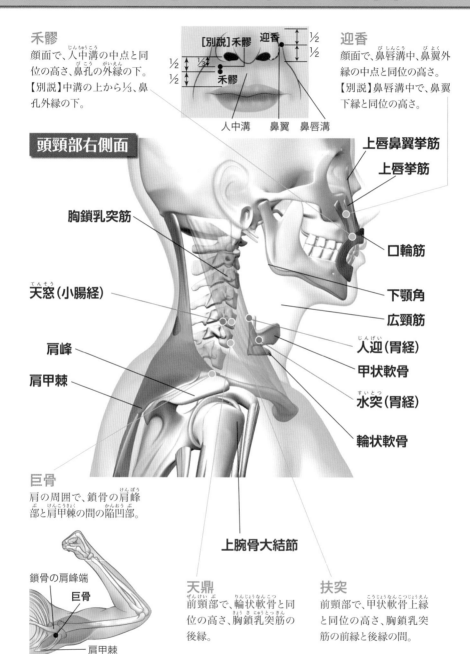

禾髎　じんちゅうこう
顔面で、人中溝の中点と同位の高さ、鼻孔の外縁の下。
【別説】中溝の上から⅓、鼻孔外縁の下。

[別説]禾髎　迎香　½　½
½ ⅓　½
禾髎
人中溝　鼻翼　鼻唇溝

迎香　び しんこう　び よく
顔面で、鼻唇溝中、鼻翼外縁の中点と同位の高さ。
【別説】鼻唇溝中で、鼻翼下縁と同位の高さ。

頭頸部右側面

上唇鼻翼挙筋
上唇挙筋

胸鎖乳突筋

口輪筋

天窓(小腸経)　てんそう

下顎角

広頸筋

人迎(胃経)　じんげい

肩峰

肩甲棘

甲状軟骨

水突(胃経)　すいとつ

輪状軟骨

巨骨
肩の周囲で、鎖骨の肩峰部と肩甲棘の間の陥凹部。　けんぼう　ぶ　けんこうきょく　かんおう　ぶ

上腕骨大結節

鎖骨の肩峰端

巨骨

肩甲棘

天鼎　ぜんけい　ぶ
前頸部で、輪状軟骨と同位の高さ、胸鎖乳突筋の後縁。　りんじょうなんこつ　きょうさ にゅうとつきん

扶突
前頸部で、甲状軟骨上縁と同位の高さ、胸鎖乳突筋の前縁と後縁の間。　こうじょうなんこつじょうえん

LI16 巨骨（ここつ）

取り方 棘上窩の外側で、鎖骨と肩甲棘の間、肩鎖関節の後ろ内側陥凹部に取る。

解剖 棘上筋、〈筋枝〉肩甲上神経、〈皮枝〉鎖骨上神経、[血管]肩甲上動脈

臨床 上肢の神経痛、関節リウマチ、肩こり、歯痛、小児のかんの虫など

字義 胸郭の上にある大きな骨の意味で、鎖骨のことを指す。鎖骨の際にある経穴という意味である。

LI17 天鼎（てんてい）

取り方 扶突の下方で、胸鎖乳突筋の後縁部に取る。水突（胃経）と同位の高さにある。

解剖 胸鎖乳突筋、広頸筋、〈筋枝〉副神経、頸神経叢の枝、顔面神経、〈皮枝〉鎖骨上神経、[血管]上行頸動脈・鎖骨下動脈の枝

臨床 頸部と咽頭部の異常、扁桃炎、歯痛、肩こりなど

字義 「天」はからだの上の方、天の部（鎖骨より上）を指し、「鼎」は3つの脚をもった銅器、かなえ（3本足の入れ物）を意味する。頭部をかなえのように支え、天の生気がからだの中に入ってくる三角形の中心にある経穴という意味である。

LI18 扶突（ふとつ）

取り方 人迎（胃経）の外方に位置し、下顎角の下、胸鎖乳突筋中に取る。甲状軟骨上縁の高さで、胸鎖乳突筋の前縁に人迎（胃経）、中央に扶突、後縁に天窓（小腸経）が並ぶ。

解剖 胸鎖乳突筋、広頸筋、〈筋枝〉副神経、頸神経叢の枝、顔面神経、〈皮枝〉頸横神経、[血管]総頸動脈

臨床 頸部と咽頭部の異常、扁桃炎、歯痛、肩こりなど

字義 「扶」はかたわら、「突」は前頸部の突出している部分（喉頭）を指す。喉頭隆起のかたわらにある経穴という意味である。

LI19 禾髎（かりょう）

取り方 鼻孔外側縁の下方の線と、人中溝の中央の横線との交点に取る。

解剖 口輪筋、〈筋枝〉顔面神経、〈皮枝〉上顎神経（三叉神経第2枝）の枝（眼窩下神経）、[血管]上唇動脈

臨床 鼻疾患（鼻血、鼻カタル、鼻孔閉塞、嗅覚減退）、三叉神経痛、歯痛、顔面神経麻痺など

字義 「禾」は稲穂で五臓色体表の五穀の中で肺、大腸に当たり、「髎」はかどすみ、くぼみを意味する。鼻孔の直下にあり、大腸経のかどすみに当たる経穴という意味である。

LI20 迎香（げいこう）

取り方 鼻翼外側縁の中点（鼻が外側に一番ふくらんだ点）で、鼻唇溝中に取る。

解剖 上唇鼻翼挙筋、上唇挙筋、〈筋枝〉顔面神経、〈皮枝〉上顎神経（三叉神経第2枝）の枝（眼窩下神経）、[血管]眼角動脈

臨床 鼻疾患（鼻血、鼻カタル、鼻孔閉塞、嗅覚減退）、三叉神経痛、歯痛、顔面神経麻痺など

字義 「迎」は迎える、迎えあうこと、「香」はにおい、香りの意味で、香りを迎える。すなわち匂いを迎え入れる場所という意味である。嗅覚に関係する経穴という意味もある。

3　足の陽明胃経

大腸経の脈気を受けて、鼻翼外方〔迎香穴〕から起こり、鼻根部に入り、睛明穴を経て、鼻部の外側を下行し、上歯の中を通り、唇をめぐり下顎の下辺を通り下顎角〔大迎穴〕に達し、2枝に分かれる。その1枝は耳前を通り前額部に進み、足の胆経と交わる。別の1枝は総頸動脈に沿って前頸部を下り欠盆穴に入る。それにより胸部乳線上を下り横隔膜を貫き胃に帰属する。後に脾をまとい、腹直筋に沿って臍の両側を下り、大腿前外側を通り、さらに下腿前外側を下って、足の第2趾に終わる。足三里穴付近より枝別が出て、足の第3趾外側端に行く。

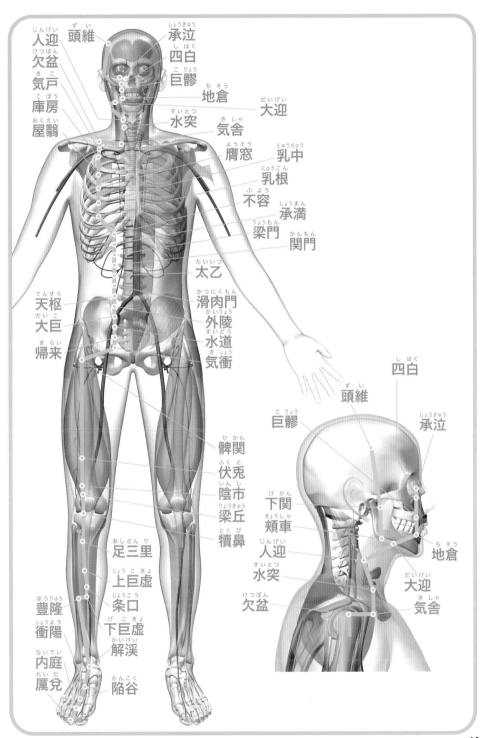

人迎（じんげい）
頭維（ずい）
承泣（しょうきゅう）
四白（しはく）
欠盆（けつぼん）
巨髎（こりょう）
気戸（きこ）
地倉（ちそう）
庫房（こぼう）
大迎（だいげい）
屋翳（おくえい）
水突（すいとつ）
気舎（きしゃ）
膺窓（ようそう）
乳中（にゅうちゅう）
乳根（にゅうこん）
不容（ふよう）
承満（しょうまん）
梁門（りょうもん）
関門（かんもん）
太乙（たいいつ）
天枢（てんすう）
滑肉門（かつにくもん）
大巨（だいこ）
外陵（がいりょう）
水道（すいどう）
帰来（きらい）
気衝（きしょう）
髀関（ひかん）
伏兎（ふくと）
陰市（いんし）
梁丘（りょうきゅう）
犢鼻（とくび）
足三里（あしさんり）
上巨虚（じょうこきょ）
条口（じょうこう）
豊隆（ほうりゅう）
下巨虚（げこきょ）
衝陽（しょうよう）
解渓（かいけい）
内庭（ないてい）
厲兌（れいだ）
陥谷（かんこく）

四白（しはく）
頭維（ずい）
巨髎（こりょう）
承泣（しょうきゅう）
下関（げかん）
頬車（きょうしゃ）
人迎（じんげい）
地倉（ちそう）
水突（すいとつ）
大迎（だいげい）
欠盆（けつぼん）
気舎（きしゃ）

61

承泣・四白・巨髎・地倉・大迎

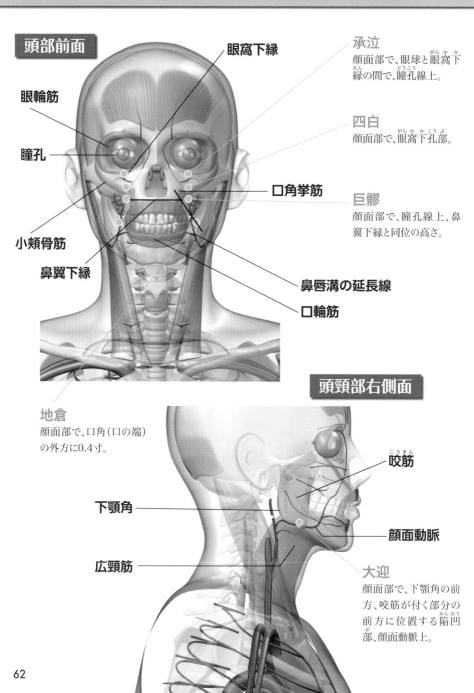

頭部前面

眼窩下縁

眼輪筋

瞳孔

小頬骨筋

鼻翼下縁

口角挙筋

鼻唇溝の延長線

口輪筋

承泣
顔面部で、眼球と眼窩下縁の間で、瞳孔線上。

四白
顔面部で、眼窩下孔部。

巨髎
顔面部で、瞳孔線上、鼻翼下縁と同位の高さ。

地倉
顔面部で、口角（口の端）の外方に0.4寸。

頭頸部右側面

咬筋

下顎角

広頸筋

顔面動脈

大迎
顔面部で、下顎角の前方、咬筋が付く部分の前方に位置する陥凹部、顔面動脈上。

ST1 承泣（しょうきゅう）

取り方 正視させて、瞳孔を通る垂直線が眼窩下縁と交わる所に取る。ここを探ると線状のものがある。

解剖 眼輪筋、〈筋枝〉顔面神経、〈皮枝〉上顎神経（三叉神経第2枝）の枝（眼窩下神経）、［血管］眼窩下動脈

臨床 眼科疾患、特に充血や炎症など

字義 「承」はうける。「泣」は泣く、涙の意味。涙を受ける所にある経穴という意味である。

ST2 四白（しはく）

取り方 正視させて、承泣の下方で、骨が陥凹している所に取る。眼窩下神経の出る所。

解剖 眼輪筋、〈筋枝〉顔面神経、〈皮枝〉上顎神経（三叉神経第2枝）の枝（眼窩下神経）、［血管］眼窩下動脈

臨床 眼科疾患、蓄膿症、三叉神経痛など

字義 「四」は四方、周囲、「白」は白の意味で、まつ毛の生えている白い部分を指す。眼と関係のある経穴である。

ST3 巨髎（こりょう）

取り方 正視させて、瞳孔を通る垂線と、鼻翼下端からの水平線が交わる点に取る。

解剖 上唇挙筋、口角挙筋、小頬骨筋、〈筋枝〉顔面神経、〈皮枝〉上顎神経（三叉神経第2枝）の枝（眼窩下神経）、［血管］眼窩下動脈

臨床 上歯痛、眼科疾患、蓄膿症など

字義 「巨」は大きい、巨分（大きく分ける）、「髎」は骨の角すみを意味する。鼻唇溝の角すみとなるへこんだ部分にある経穴という意味である。

ST4 地倉（ちそう）

取り方 口角から外側に0.4寸、鼻唇溝または鼻唇溝の延長線上に取る。

解剖 口輪筋、頬筋、〈筋枝〉顔面神経、〈皮枝〉上顎神経（三叉神経第2枝）の枝（眼窩下神経）、［血管］眼窩下動脈、上唇動脈

臨床 顔面神経麻痺、三叉神経痛、高血圧による言語障害など

字義 「地」は土地や地の気、「倉」は倉庫の意味で、胃の腑のことを大倉と呼んで食べ物を運び入れる場所で、口角の近くにある所から、胃の入口にある経穴という意味である。

ST5 大迎（だいげい）

取り方 下顎角から下顎体に沿って指を進めると、骨の凹みがある。その顔面動脈拍動部に取る。

解剖 広頚筋、咬筋、〈筋枝〉顔面神経、下顎神経、〈皮枝〉下顎神経（三叉神経第3枝）、［血管］顔面動脈

臨床 下歯痛、顔面神経けいれんおよび麻痺、咬筋けいれん、頚部リンパ腺炎など

字義 「大」は大切、重要、「迎」は迎える、巡り合う、大迎骨（下顎骨）の意味で、下顎角部、下顎枝と下顎体のへりの交わる所で、胃経と大腸経が交わる大切な経穴という意味である。

頬車・下関・頭維・人迎・水突
きょうしゃ・げかん・ずい・じんげい・すいとつ

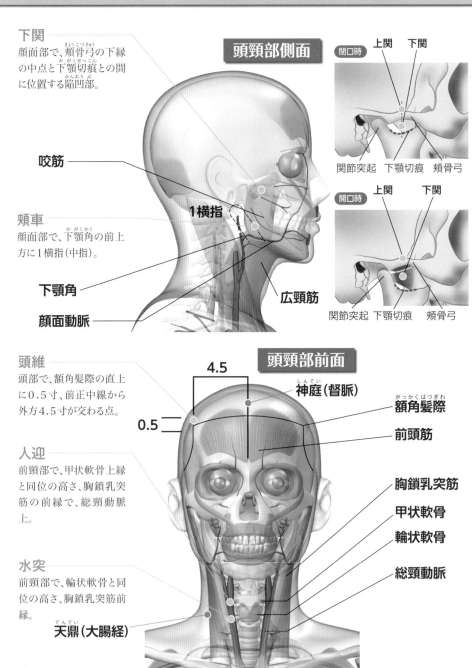

下関
顔面部で、頬骨弓の下縁
の中点と下顎切痕との間
に位置する陥凹部。

咬筋

頬車
顔面部で、下顎角の前上
方に1横指（中指）。

下顎角

顔面動脈

頭頸部側面

1横指

広頸筋

閉口時
上関　下関
関節突起　下顎切痕　頬骨弓

開口時
上関　下関
関節突起　下顎切痕　頬骨弓

頭維
頭部で、額角髪際の直上
に0.5寸、前正中線から
外方4.5寸が交わる点。

人迎
前頸部で、甲状軟骨上縁
と同位の高さ、胸鎖乳突
筋の前縁で、総頸動脈
上。

水突
前頸部で、輪状軟骨と同
位の高さ、胸鎖乳突筋前
縁。

頭頸部前面

4.5
0.5

神庭（督脈）しんてい

額角髪際 がっかくはつぎわ

前頭筋

胸鎖乳突筋

甲状軟骨

輪状軟骨

総頸動脈

天鼎（大腸経）てんてい

ST6 頬車(きょうしゃ)

取り方 下顎角の前側上方で、口を閉じると咬筋が緊張し、力を抜くと陥凹する所に取る。

解剖 咬筋、〈筋枝〉下顎神経、〈皮枝〉大耳介神経、[血管]顔面動脈

臨床 下歯痛、顔面神経けいれんおよび麻痺、咬筋けいれん、頸部リンパ腺炎など

字義 「頬」はほほ、「車」はくるま、牙車(顎関節部)の意味。顎関節部の際にある経穴という意味である。

ST7 下関(げかん)

取り方 頬骨弓中央のやや後方の下で、口を閉じれば深い陥凹ができ、口を開ければ下顎骨関節突起が前に移動して陥凹がなくなる所に取る。

解剖 咬筋、外側翼突筋、〈筋枝〉下顎神経、〈皮枝〉下顎神経(耳介側頭神経)、[血管]顎動脈

臨床 歯痛、耳痛、顔面神経麻痺、三叉神経痛、下顎の脱臼など

字義 「下」はした、「関」はせき、しきりの意味。頬骨弓が関であり、頬骨弓の下にある経穴という意味である。

ST8 頭維(ずい)

取り方 額角髪際の後方0.5寸、神庭(督脈)の外方4.5寸、物を咬むと動く所に取る。

解剖 前頭筋、〈筋枝〉顔面神経、〈皮枝〉眼神経(三叉神経第1枝)の枝(眼窩上神経)、耳介側頭神経、[血管]浅側頭動脈

臨床 偏頭痛、眼科疾患(結膜炎、視力低下など)、脳充血など

字義 「頭」はあたま、「維」はつなぐ、角すみなどを意味する。髪の生え際で、頭部の角すみにある経穴という意味である。

ST9 人迎(じんげい)

取り方 甲状軟骨上縁の外方で胸鎖乳突筋の前縁、総頸動脈拍動部に取る。

解剖 広頸筋、〈筋枝〉顔面神経、〈皮枝〉頸横神経、[血管]総頸動脈

臨床 呼吸器疾患(喘息、扁桃炎、気管支炎など)、バセドウ病、高血圧など

字義 「人」は九候の中の人候を指し、「迎」は迎えるの意味。この部にある総頸動脈の拍動を指で感じる所という意味である。

ST10 水突(すいとつ)

取り方 人迎から下方で、胸鎖乳突筋の前縁、輪状軟骨と同位の高さ、深部に総頸動脈拍動を感じる所に取る。
胸鎖乳突筋を挟んで、天鼎(大腸経)と同じ高さにある。

解剖 広頸筋、胸鎖乳突筋、〈筋枝〉顔面神経、副神経、頸神経叢の枝、〈皮枝〉頸横神経、[血管]総頸動脈

臨床 喘息、気管支炎、咽喉カタルなど

字義 「水」は水分、「突」は突き出るなどの意味で、のどぼとけ(喉頭隆起=甲状軟骨)を指す。水分を飲み込むときに突き出る所にある経穴という意味である。

気舎・欠盆・気戸・庫房・屋翳

欠盆
前頸部で、大鎖骨上窩に位置する。前正中線から外方4寸、鎖骨上方の陥凹部。

庫房
前胸部で、第1肋間に位置する。前正中線から外方4寸。

屋翳
前胸部で、第2肋間に位置する。前正中線から外方4寸。

気戸
前胸部で、鎖骨下縁に位置する。前正中線から外方4寸。

華蓋（任脈）

紫宮（任脈）

4 0

第1肋骨
第2肋骨

胸部前面

乳頭

気舎
前頸部で、小鎖骨上窩に位置する。鎖骨胸骨端の上方。胸鎖乳突筋の胸骨頭と鎖骨頭の間にある陥凹部。

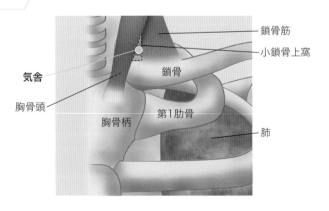

鎖骨筋

小鎖骨上窩

鎖骨

気舎

胸骨頭

胸骨柄

第1肋骨

肺

ST11 気舎(きしゃ)

取り方 鎖骨内端の上部にあるくぼみの上、胸鎖乳突筋の二頭間に取る。

解剖 広頸筋、胸鎖乳突筋、〈筋枝〉顔面神経、副神経、頸神経叢の枝、〈皮枝〉鎖骨上神経、[血管] 総頸動脈

臨床 咽喉や気管の病、斜頸（首が傾き、顔が回しにくくなる病気）など

字 義 「気」は生気、エネルギー、「舎」はやど、ゆっくり呼吸して休むなどの意味。エネルギーの宿る所にある経穴という意味である。

ST12 欠盆(けつぼん)

取り方 前正中線から外方4寸の乳頭線上（大鎖骨上窩の中央より前方）で、鎖骨直上のくぼみに取る。

解剖 広頸筋、前斜角筋・中斜角筋、〈筋枝〉顔面神経、頸神経前枝、〈皮枝〉鎖骨上神経、[血管] 鎖骨下動脈

臨床 呼吸器疾患（気管支炎、感冒など）、上肢の神経痛や麻痺など

字 義 「欠」はかける、やぶれる、「盆」はふちの浅い容器、くぼみの意味。お盆のようにくぼんだ所（大鎖骨上窩＝鎖骨頭の外側に観察できる大きな陥凹部）にある経穴という意味である。

ST13 気戸(きこ)

取り方 鎖骨下縁と乳頭線との交わる点に取る。

解剖 大胸筋、鎖骨下筋、〈筋枝〉内側・外側胸筋神経、鎖骨下筋神経、〈皮枝〉鎖骨上神経、[血管] 腋窩動脈の枝（胸肩峰動脈）

臨床 呼吸器疾患（気管支炎、感冒など）など

字 義 「気」は生気、エネルギー、「戸」はとびらの意味。生気（上焦の宗気）が出入りする所にある経穴という意味である。

ST14 庫房(こぼう)

取り方 第1肋間中、華蓋（任脈）から外方4寸、乳頭線上に取る。

解剖 大胸筋、外・内肋間筋、〈筋枝〉内側・外側胸筋神経、〈皮枝〉鎖骨上神経、[血管] 胸肩峰動脈、肋間動脈

臨床 呼吸器疾患（気管支炎、感冒など）など

字 義 「庫」はくら、「房」は小さな部屋の意味。心臓や肺臓を入れている部屋にある経穴という意味である。

ST15 屋翳(おくえい)

取り方 第2肋間中、紫宮（任脈）から外方4寸、乳頭線上に取る。

解剖 大胸筋、小胸筋、外・内肋間筋、〈筋枝〉内側・外側胸筋神経、〈皮枝〉肋間神経（前皮枝・外側皮枝）、[血管] 胸肩峰動脈、肋間動脈

臨床 呼吸器および心臓疾患、肋間神経痛など

字 義 「屋」は屋根、「翳」は覆い隠す、かぶせるなどの意味。心臓や肺を覆い隠す位置にある経穴という意味である。

膺窓・乳中・乳根・不容・承満

<small>ようそう　にゅうちゅう　にゅうこん　ふ よう　しょうまん</small>

膺窓
前胸部で、第3肋間に位置する。前正中線から外方4寸。

乳中
前胸部で、乳頭の中央。

乳根
前胸部で、第5肋間に位置する。前正中線から外方4寸。

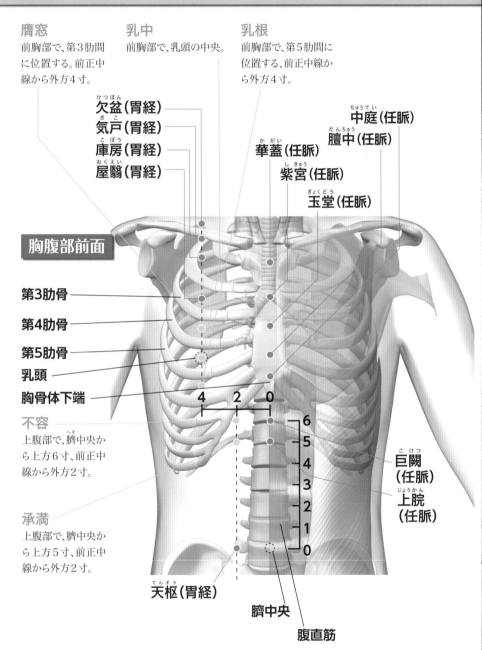

欠盆（胃経）
<small>けつぼん</small>

気戸（胃経）
<small>きこ</small>

庫房（胃経）
<small>こぼう</small>

屋翳（胃経）
<small>おくえい</small>

華蓋（任脈）
<small>かがい</small>

紫宮（任脈）
<small>しきゅう</small>

玉堂（任脈）
<small>ぎょくどう</small>

中庭（任脈）
<small>ちゅうてい</small>

膻中（任脈）
<small>だんちゅう</small>

胸腹部前面

第3肋骨

第4肋骨

第5肋骨

乳頭

胸骨体下端

不容
上腹部で、臍中央から上方6寸、前正中線から外方2寸。

承満
上腹部で、臍中央から上方5寸、前正中線から外方2寸。

巨闕（任脈）
<small>こけつ</small>

上脘（任脈）
<small>じょうかん</small>

天枢（胃経）
<small>てんすう</small>

臍中央

腹直筋

4　2　0

6
5
4
3
2
1
0

68

ST16 膺窓(ようそう)

取り方 第3肋間中、玉堂（任脈）から外方4寸、乳頭線上に取る。

解剖 大胸筋、小胸筋、外・内肋間筋、〈筋枝〉内側・外側胸筋神経、〈皮枝〉肋間神経（前皮枝・外側皮枝）、[血管] 胸肩峰動脈、肋間動脈

臨床 呼吸器および心臓疾患、肋間神経痛、乳腺炎など

字義 「膺」は胸、「窓」は内外に通じるという意味。胸に通じる窓に相当する経穴の意味である。

ST17 乳中(にゅうちゅう)

取り方 第4肋間中、膻中(任脈)から外方4寸、乳頭線上、乳頭部中央に取る。

解剖 大胸筋、小胸筋、外・内肋間筋、〈筋枝〉内側・外側胸筋神経、〈皮枝〉肋間神経（前皮枝・外側皮枝）、[血管] 胸肩峰動脈、肋間動脈

臨床 禁鍼、禁灸の穴

※禁鍼・禁灸…鍼や灸をしてはいけない穴のこと

字義 乳の中央、つまり乳頭にある経穴という意味である。

ST18 乳根(にゅうこん)

取り方 第5肋間中、前正中線から外方4寸、乳頭線上に取る。

解剖 大胸筋、外腹斜筋、〈筋枝〉内側・外側胸筋神経、〈皮枝〉肋間神経（前皮枝・外側皮枝）、[血管] 胸肩峰動脈、肋間動脈

臨床 乳腺炎、肋間神経痛など

字義 乳房の根元にある経穴という意味である。

ST19 不容(ふよう)

取り方 天枢（胃経）の上方6寸、巨闕（任脈）の外方2寸で腹直筋中に取る。

解剖 腹直筋、〈筋枝〉肋間神経、〈皮枝〉肋間神経（前皮枝）、[血管] 上腹壁動脈

臨床 胃疾患（胃けいれん、胃酸過多、胃アトニー、胃拡張、嘔吐など）、肋間神経痛、咳、喘息、しゃっくりなど

字義 「不」は始まり、否定する、「容」はいれもの（ここでは胃）を意味する。胃の始まり、つまり噴門部にある経穴という意味である。

ST20 承満(しょうまん)

取り方 天枢（胃経）の上方5寸、上脘（任脈）から外方2寸、腹直筋中に取る。

解剖 腹直筋、〈筋枝〉肋間神経、〈皮枝〉肋間神経（前皮枝）、[血管] 上腹壁動脈

臨床 胃疾患による疼痛（胃潰瘍）、腹痛、肋間神経痛など

字義 「承」はうける、「満」はいっぱいになる、みつるの意味。胃疾患（胃部膨満など）や胸の脇の痛みに効果がある経穴という意味である。

梁門・関門・太乙・滑肉門・天枢

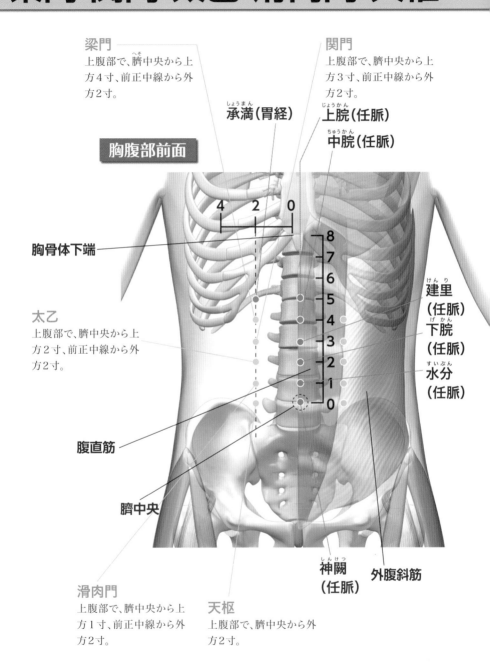

梁門
上腹部で、臍中央から上方4寸、前正中線から外方2寸。

関門
上腹部で、臍中央から上方3寸、前正中線から外方2寸。

承満（胃経）

上脘（任脈）

中脘（任脈）

胸腹部前面

胸骨体下端

太乙
上腹部で、臍中央から上方2寸、前正中線から外方2寸。

建里（任脈）

下脘（任脈）

水分（任脈）

腹直筋

臍中央

神闕（任脈）

外腹斜筋

滑肉門
上腹部で、臍中央から上方1寸、前正中線から外方2寸。

天枢
上腹部で、臍中央から外方2寸。

ST21 梁門（りょうもん）

取り方 天枢の上方4寸、中脘（任脈）から外方2寸、腹直筋中に取る。

解剖 腹直筋、〈筋枝〉肋間神経、〈皮枝〉肋間神経（前皮枝）、［血管］上腹壁動脈

臨床 胃疾患（急性胃カタル、胃けいれん、胃アトニー、胃拡張）、食欲不振など

字義 「梁」ははり（屋根を支える重要な横木）、「門」は病邪の出入口を意味する。胃疾患に胃の上部にある反応点の治療点として重要な経穴という意味である。

ST22 関門（かんもん）

取り方 天枢の上方3寸、建里（任脈）から外方2寸、腹直筋中に取る。

解剖 腹直筋、〈筋枝〉肋間神経、〈皮枝〉肋間神経（前皮枝）、［血管］上腹壁動脈

臨床 胃疾患（急性胃カタル、胃けいれん、胃アトニー、胃拡張）、食欲不振など

字義 「関」はかんぬき、閂、「門」は病邪の出入りする所を意味する。梁門と同じく胃の重要な経穴である。

ST23 太乙（たいいつ）

取り方 天枢の上方2寸、下脘（任脈）から外方2寸、腹直筋中に取る。

解剖 腹直筋〈筋枝〉肋間神経、〈皮枝〉肋間神経（前皮枝）、［血管］上腹壁動脈

臨床 胃腸疾患、脚気、遺尿症、てんかんなど

字義 「太」は重要、「乙」はとどまる、終わりの意味。胃疾患、胃の下部にある反応点・治療点として重要な経穴という意味である。

ST24 滑肉門（かつにくもん）

取り方 天枢の上方1寸、水分（任脈）から外方2寸、腹直筋中に取る。

解剖 腹直筋、〈筋枝〉肋間神経、〈皮枝〉肋間神経（前皮枝）、［血管］上腹壁動脈

臨床 胃腸疾患（嘔吐、胃出血、胃けいれん、下腹部痛、消化不良、脱肛など）、腎臓や脾臓の疾患、精神疾患など

字義 「滑」はすべる、「肉」は筋肉、腹直筋の上にある経穴、「門」はかど、出入口を意味する。腎臓や脾臓の疾患の反応点・治療点として重要な経穴という意味である。

ST25 天枢（てんすう）

取り方 神闕（任脈）から外方2寸、腹直筋中に取る。

解剖 腹直筋、〈筋枝〉肋間神経、〈皮枝〉肋間神経（前皮枝）、［血管］浅腹壁動脈、上腹壁動脈、下腹壁動脈

臨床 消化器疾患（下痢、便秘）、泌尿器疾患（腎炎、膀胱炎）、生殖器疾患（月経不順、子宮内膜炎、子宮出血、精力減退など）、冷え症など

字義 「天」は天と地に二分割したときの上半身を指し、「枢」はかなめ、大切な所を意味する。天の気と地の気を分ける重要な場所にある経穴という意味である。

71

外陵・大巨・水道・帰来・気衝
（がいりょう・だいこ・すいどう・きらい・きしょう）

水道
下腹部で、臍中央から下方3寸、前正中線から外方2寸。

外陵
下腹部で、臍中央から下方1寸、前正中線から外方2寸。

大巨
下腹部で、臍中央から下方2寸、前正中線から外方2寸。

腹直筋

天枢（胃経）

臍中央

下腹部前面

帰来
下腹部で、臍中央から下方4寸、前正中線から外方2寸。

気衝
鼠径部で、恥骨結合上縁と同位の高さで、前正中線から外方2寸、大腿動脈拍動部。

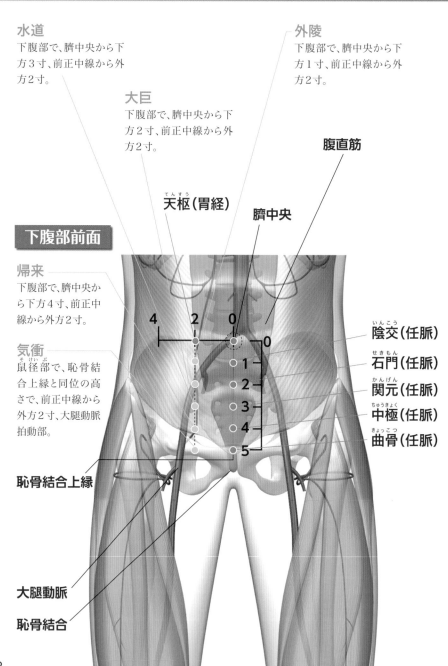

陰交（任脈）

石門（任脈）

関元（任脈）

中極（任脈）

曲骨（任脈）

恥骨結合上縁

大腿動脈

恥骨結合

ST26 外陵 (がいりょう)

取り方 天枢の下方１寸、陰交（任脈）から外方２寸、腹直筋中に取る。

解剖 腹直筋、〈筋枝〉肋間神経、〈皮枝〉肋間神経（前皮枝）、［血管］浅腹壁動脈、下腹壁動脈

臨床 腸けいれん、胃下垂、月経痛、副精巣炎など

字義 「外」は外側、「陵」はおおいなる丘。腹直筋の筋腹が現れている所の外側にある経穴という意味である。

ST27 大巨 (だいこ)

取り方 天枢の下方２寸、石門（任脈）から外方２寸、腹直筋中に取る。

解剖 腹直筋、〈筋枝〉肋間神経、〈皮枝〉肋間神経（前皮枝）、［血管］浅腹壁動脈、下腹壁動脈

臨床 腸けいれん、胃下垂、月経痛、副精巣炎など

字義 「大」は重要、大切、「巨」は大いなるものを意味する。大いに重要な経穴という意味である。

ST28 水道 (すいどう)

取り方 天枢の下方３寸、関元（任脈）から外方２寸、腹直筋中に取る。

解剖 腹直筋、〈筋枝〉肋間神経、〈皮枝〉肋間神経（前皮枝）、［血管］浅腹壁動脈、下腹壁動脈

臨床 泌尿器疾患（腎盂炎、膀胱炎、尿閉塞、膀胱麻痺、尿道炎など）、婦人科疾患（子宮位置異常、下腹痛、子宮内膜炎など）など

字義 水が通じる道という意味で、腎臓や膀胱と関係する泌尿器疾患を治す経穴という意味である。

ST29 帰来 (きらい)

取り方 天枢の下方４寸、中極（任脈）から外方２寸、腹直筋中に取る。

解剖 腹直筋、〈筋枝〉肋間神経、〈皮枝〉腸骨下腹神経（前皮枝）、［血管］浅腹壁動脈、下腹壁動脈

臨床 泌尿器・生殖器疾患（膀胱炎、尿道炎、卵巣炎、子宮内膜炎、子宮筋腫、月経不順、膣炎など）など

字義 帰り来るという意味。胃経の分枝が本経に再び合する所という意味である。

ST30 気衝 (きしょう)

取り方 天枢の下方５寸、曲骨（任脈）から外方２寸。

解剖 恥骨筋、〈筋枝〉大腿神経、閉鎖神経、〈皮枝〉腰神経叢の枝（陰部大腿神経の大腿枝）、［血管］浅腹壁動脈、下腹壁動脈

臨床 泌尿器・生殖器の炎症性疾患など

字義 「気」はエネルギー、「衝」は脈拍の触れる所を意味する。衝脈の始まる所で、気血のよく集まる動脈拍動部にある経穴という意味である。

髀関・伏兎・陰市・梁丘・犢鼻

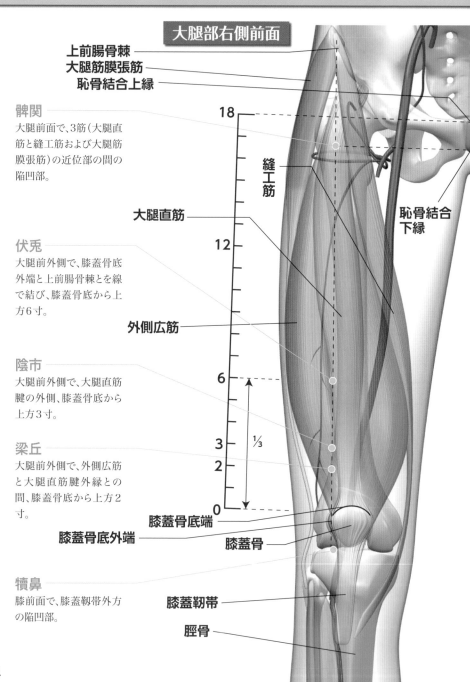

大腿部右側前面

上前腸骨棘
大腿筋膜張筋
恥骨結合上縁

髀関
大腿前面で、3筋（大腿直筋と縫工筋および大腿筋膜張筋）の近位部の間の陥凹部。

伏兎
大腿前外側で、膝蓋骨底外端と上前腸骨棘とを線で結び、膝蓋骨底から上方6寸。

陰市
大腿前外側で、大腿直筋腱の外側、膝蓋骨底から上方3寸。

梁丘
大腿前外側で、外側広筋と大腿直筋腱外縁との間、膝蓋骨底から上方2寸。

犢鼻
膝前面で、膝蓋靱帯外方の陥凹部。

縫工筋

恥骨結合下縁

大腿直筋

外側広筋

18

12

6

3
2

⅓

0

膝蓋骨底端
膝蓋骨底外端
膝蓋骨
膝蓋靱帯
脛骨

ST31 髀関（ひかん）

取り方 上前腸骨棘と膝蓋骨底外端を結ぶ線上で、恥骨結合下縁の水平線と交わる所に取る。

解剖 大腿直筋、大腿筋膜張筋、〈筋枝〉大腿神経、上殿神経、〈皮枝〉外側大腿皮神経、[血管] 外側大腿回旋動脈

臨床 腰痛、外側大腿皮神経痛、股関節炎、中風、下肢の麻痺など

字義 「髀」は太もも、太ももの骨、「関」は関節を意味する。太ももの関節部（股関節）にある経穴という意味である。

ST32 伏兎（ふくと）

取り方 膝蓋骨底外端と髀関を結ぶ線を3等分し、膝蓋骨底外端から約⅓（上方6寸）、大腿直筋の外縁に取る。

解剖 大腿直筋、外側広筋、〈筋枝〉大腿神経、〈皮枝〉外側大腿皮神経、大腿神経（前皮枝）、[血管] 外側大腿回旋動脈

臨床 脚気、下肢の神経痛と麻痺など

字義 「伏」はふせる、隠れる。「兎」はうさぎを意味し、正座すると大腿四頭筋が盛り上がり、兎が伏した形に隆起する部分にある経穴という意味である。

ST33 陰市（いんし）

取り方 膝蓋骨底外端から上に向けて3寸、大腿直筋腱の外縁に取る。

解剖 大腿直筋、外側広筋、〈筋枝〉大腿神経、〈皮枝〉外側大腿皮神経、大腿神経（前皮枝）、[血管] 外側大腿回旋動脈

臨床 冷感（下腹部・腰部・下肢）、膝痛、下腹痛など

字義 「陰」はかげ、陰経、「市」は市場を意味する。陰の気が集まるところにある経穴という意味である。

ST34 梁丘（りょうきゅう）

取り方 膝蓋骨底外端から上に向けて2寸、外側広筋と大腿直筋の間に取る。

解剖 大腿直筋、外側広筋、〈筋枝〉大腿神経、〈皮枝〉外側大腿皮神経、大腿神経（前皮枝）、外側大腿回旋動脈

臨床 胃けいれん、腹痛などの急性胃疾患、下痢、膝関節炎やリウマチ、腰痛、坐骨神経痛など

字義 「梁」ははり、重要、「丘」は盛り上がり、小高くなった所を意味する。この部分が隆起して胃経における重要な経穴という意味である。

ST35 犢鼻（とくび）

取り方 膝を軽く曲げ、膝蓋骨外下方にできるくぼみに取る。

解剖 膝蓋靭帯、〈皮枝〉大腿神経（前皮枝）、外側腓腹皮神経、伏在神経の枝（膝蓋下枝）、[血管] 外側下膝動脈

臨床 膝関節炎やリウマチ、水腫、脚気など

字義 「犢」は小牛、凹窩、「鼻」ははなを意味し、膝を顔に見立てたとき、膝蓋靭帯が鼻とすると、その両側のくぼみが眼に見える。鼻の先にある経穴という意味である。

足三里・上巨虚・条口・下巨虚・豊隆

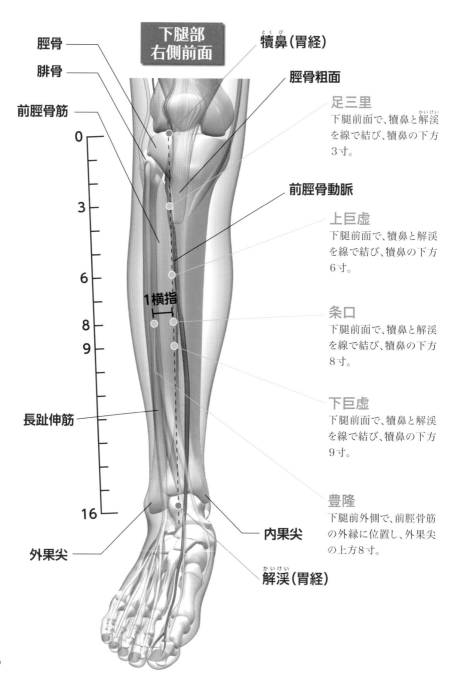

下腿部
右側前面

脛骨

腓骨

前脛骨筋

犢鼻（胃経）

脛骨粗面

足三里
下腿前面で、犢鼻と解渓
を線で結び、犢鼻の下方
3寸。

前脛骨動脈

上巨虚
下腿前面で、犢鼻と解渓
を線で結び、犢鼻の下方
6寸。

条口
下腿前面で、犢鼻と解渓
を線で結び、犢鼻の下方
8寸。

下巨虚
下腿前面で、犢鼻と解渓
を線で結び、犢鼻の下方
9寸。

豊隆
下腿前外側で、前脛骨筋
の外縁に位置し、外果尖
の上方8寸。

1横指

長趾伸筋

内果尖

外果尖

解渓（胃経）

0
3
6
8
9
16

ST36 足三里（あしさんり）

取り方 犢鼻（胃経）の下方3寸、腓骨頭の真下と脛骨粗面下端との中間点、前脛骨筋中に取る。

解剖 前脛骨筋、〈筋枝〉深腓骨神経、〈皮枝〉外側腓腹皮神経、[血管] 前脛骨動脈

臨床 胃疾患（胃けいれん、胃カタル、胃アトニー、胃下垂など）、消化器疾患、下肢の神経痛および麻痺（坐骨神経痛、腓骨神経痛、腓骨神経麻痺など）、関節リウマチなど

字義 「三」は3つ目、交わる、陽の数の始まり、「里」は道のり、やどを意味する。足において陽病の初期症状の宿る経穴で陽病に用いるという意味である。

ST37 上巨虚（じょうこきょ）

取り方 足三里の下方3寸に取る。

解剖 前脛骨筋、〈筋枝〉深腓骨神経、〈皮枝〉外側腓腹皮神経、[血管] 前脛骨動脈

臨床 大腸疾患（大腸カタル、便秘など）、腓骨神経痛、脚気など

字義 「上」はうえ、「巨」はしきり、重要、「虚」はくぼみ、よわるを意味する。下腿部の脛骨と腓骨の間の大きなすき間の上方にある経穴という意味である。

ST38 条口（じょうこう）

取り方 足三里の下方5寸、犢鼻と解渓との中点、前脛骨筋中に取る。

解剖 前脛骨筋、〈筋枝〉深腓骨神経、〈皮枝〉外側腓腹皮神経、[血管] 前脛骨動脈

臨床 脚気、腓骨神経麻痺、胃腸虚弱など

字義 「条」は分岐、すじ、「口」は出入口を意味する。経絡の分枝が出入りする所にある経穴という意味である。

ST39 下巨虚（げこきょ）

取り方 足三里の下方6寸、前脛骨筋中に取る。

解剖 前脛骨筋、〈筋枝〉深腓骨神経、〈皮枝〉外側腓腹皮神経、[血管] 前脛骨動脈

臨床 小腸疾患（消化不良など）、脚気、下肢の麻痺、乳房の疾患など

字義 下腿部の脛骨と腓骨の間の大きなすき間の下方にある経穴という意味である。

ST40 豊隆（ほうりゅう）

取り方 条口の外方1横指（中指）、前脛骨筋の外縁に取る。

解剖 前脛骨筋、長指伸筋、〈筋枝〉深腓骨神経、〈皮枝〉外側腓腹皮神経、[血管] 前脛骨動脈

臨床 便秘、肝臓病などの消化器疾患、頭痛、てんかん、神経衰弱、ヒステリーなどの機能的疾患、下肢の神経痛や麻痺、けいれんなど

字義 「豊」は大きい、ゆたか、「隆」は盛ん、盛り上がるという意味がある。下腿の前面で一番高く隆起している所にある経穴という意味である。

解渓・衝陽・陥谷・内庭・厲兌

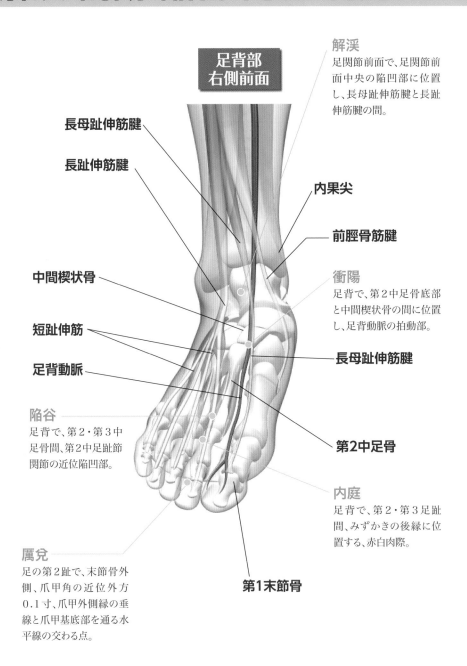

**足背部
右側前面**

解渓
足関節前面で、足関節前
面中央の陥凹部に位置
し、長母趾伸筋腱と長趾
伸筋腱の間。

長母趾伸筋腱

長趾伸筋腱

内果尖

前脛骨筋腱

衝陽
足背で、第2中足骨底部
と中間楔状骨の間に位置
し、足背動脈の拍動部。

中間楔状骨

短趾伸筋

足背動脈

長母趾伸筋腱

陥谷
足背で、第2・第3中
足骨間、第2中足趾節
関節の近位陥凹部。

第2中足骨

内庭
足背で、第2・第3足趾
間、みずかきの後縁に位
置する、赤白肉際。

厲兌
足の第2趾で、末節骨外
側、爪甲角の近位外方
0.1寸、爪甲外側縁の垂
線と爪甲基底部を通る水
平線の交わる点。

第1末節骨

78

ST41 解渓（かいけい）

取り方 足関節を背側に曲げると3本の腱（内側から前脛骨筋、長母趾伸筋、長趾伸筋の腱）が出る。長母趾伸筋、長趾伸筋の腱の間に取る。

解剖 長母趾伸筋（腱）、長趾伸筋（腱）、〈筋枝〉深腓骨神経、〈皮枝〉浅腓骨神経の皮枝（内側足背皮神経）、[血管] 前脛骨動脈

臨床 足関節炎やリウマチ、捻挫、腰痛、腹の張り、便秘、頭痛、眼や顔面の充血・赤みなど

字義 「解」はとく、わける、「渓」は谷、谷川を意味する。下腿部と足部の境界（足関節部）にあって、谷間のようにへこんだ所にある経穴という意味である。

ST42 衝陽（しょうよう）

取り方 第2中足骨底と中間楔状骨の間で、足背動脈拍動部に取る。

解剖 長趾伸筋（腱）、短母趾伸筋（腱）、〈筋枝〉深腓骨神経、〈皮枝〉浅腓骨神経の皮枝（内側足背皮神経）、[血管] 足背動脈

臨床 嘔吐、食欲不振、腹部膨満、足関節炎やリウマチ、捻挫、歯の疾患など

字義 「衝」はつく、拍動部、動く、「陽」は陽明胃経を意味する。足背で脈拍を感じる所にある経穴という意味である。

ST43 陥谷（かんこく）

取り方 第2中足趾節関節の後外側陥凹部に取る。

解剖 長趾伸筋（腱）、短趾伸筋（腱）、〈筋枝〉深腓骨神経、〈皮枝〉浅腓骨神経の皮枝（内側足背皮神経）、[血管] 第2背側中足動脈

臨床 足背水腫、足底痛など

字義 「陥」はくぼみ、「谷」はたに、山あいのくぼみを意味する。中足骨間のくぼみにある経穴という意味である。

ST44 内庭（ないてい）

取り方 第2・第3中足趾節関節間の陥凹部に取る。

解剖 短趾伸筋（腱）、第2背側骨間筋（腱）、〈筋枝〉深腓骨神経、外側足底神経、〈皮枝〉浅腓骨神経の皮枝（内側足背皮神経）、[血管] 背側指動脈

臨床 食中毒、上歯痛、手足の冷えなど

字義 「内」は内側、「庭」は庭・空き地などの広い場所を意味する。うちにわ、足の第2趾と第3趾の内側（間）で、趾を開くと庭のように広くなっている所にある経穴という意味である。

ST45 厲兌（れいだ）

取り方 足の第2趾爪根部に引いた線と、外側端に引いた線との交わる点に取る。

解剖 〈皮枝〉浅腓骨神経の皮枝（内側足背皮神経）、[血管] 背側指動脈

臨床 扁桃炎、ノイローゼなど

字義 「厲」ははげしい、するどい、「兌」は小さな穴、沢を意味する。水の集まる場所を指し、足の陽明胃経の末端にある経穴という意味である。

4 足の太陰脾経

胃経の脈気を受けて、足の母趾内側端（隠白穴）から起こり、足の内側を上がって、さらに脛骨の内側を上がり大腿内側を経て、腹部に入り中極穴、関元穴、下脘穴に交わり、中脘穴に下り、脾に帰属する。さらに胃をまとったのち横隔膜を貫いて胸中に入り、心の臓に至る。別の枝は横隔膜を貫いたあと、咽頭に上がり舌まで行く。

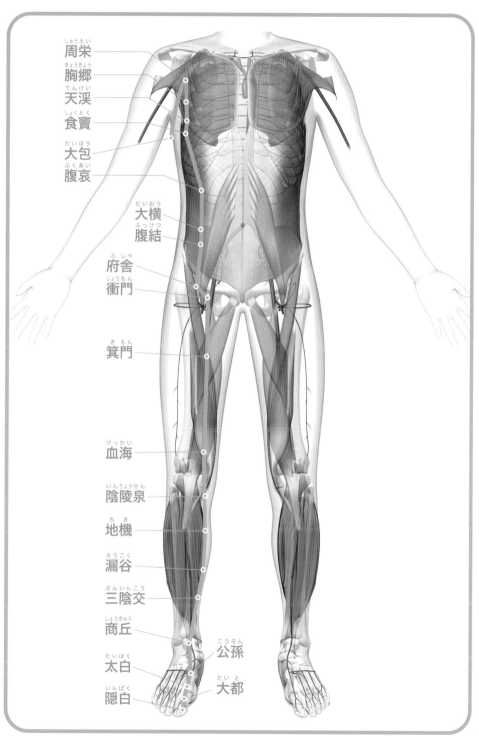

周栄（しゅうえい）
胸郷（きょうきょう）
天渓（てんけい）
食竇（しょくとく）
大包（だいほう）
腹哀（ふくあい）
大横（だいおう）
腹結（ふっけつ）
府舎（ふしゃ）
衝門（しょうもん）
箕門（きもん）
血海（けっかい）
陰陵泉（いんりょうせん）
地機（ちき）
漏谷（ろうこく）
三陰交（さんいんこう）
商丘（しょうきゅう）
公孫（こうそん）
太白（たいはく）
大都（だいと）
隠白（いんぱく）

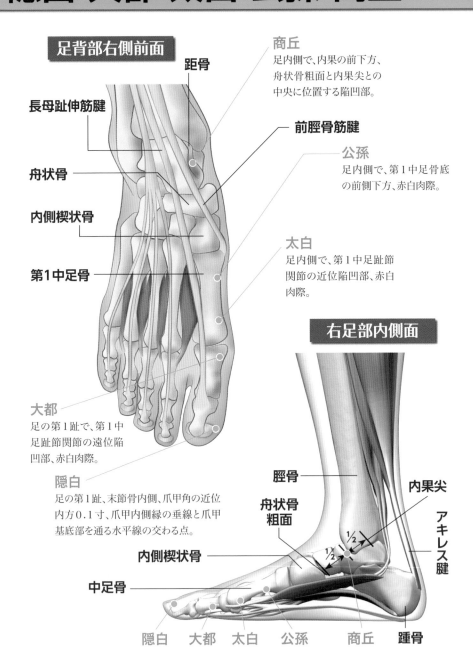

隠白・大都・太白・公孫・商丘
いんぱく　だいと　たいはく　こうそん　しょうきゅう

足背部右側前面

距骨

長母趾伸筋腱

舟状骨

内側楔状骨

第1中足骨

商丘
足内側で、内果の前下方、
舟状骨粗面と内果尖との
中央に位置する陥凹部。

前脛骨筋腱

公孫
足内側で、第1中足骨底
の前側下方、赤白肉際。

太白
足内側で、第1中足趾節
関節の近位陥凹部、赤白
肉際。

右足部内側面

大都
足の第1趾で、第1中
足趾節関節の遠位陥
凹部、赤白肉際。

隠白
足の第1趾、末節骨内側、爪甲角の近位
内方0.1寸、爪甲内側縁の垂線と爪甲
基底部を通る水平線の交わる点。

脛骨

舟状骨
粗面

内側楔状骨

中足骨

内果尖

アキレス腱

1/2　1/2

踵骨

隠白　大都　太白　公孫　商丘

SP1 隠白（いんぱく）

取り方 足の第1趾、第1趾爪根部に引いた線と、内側縁を通る線との交わる点に取る。

解剖 〈皮枝〉浅腓骨神経の皮枝（内側足背皮神経）、[血管]背側指動脈

臨床 急性腸カタル、月経過多、小児の慢性けいれん状態など

字義 「隠」はかくれる（足の内側）、「白」はしろ、白肉（足底の皮膚の色）の意味。足の内側で白肉の際にある経穴という意味である。

SP2 大都（だいと）

取り方 第1中足趾節関節の内側を触ったとき、前部に触れる陥凹中、足の表裏の境目に取る。

解剖 〈皮枝〉浅腓骨神経の皮枝（内側足背皮神経）、[血管]内側足底動脈

臨床 腹張り、嘔吐、胃けいれん、手足の冷えなど

字義 「大」は重要、大切、「都」はみやこ、人が多く集まるところの意味。脈気が豊富に流れる重要な経穴という意味である。

SP3 太白（たいはく）

取り方 第1中足骨の内側縁をつま先の方へなでていくと、指が止まる部位、足の表裏の境目に取る。

解剖 母趾外転筋（腱）、〈筋枝〉内側足底神経、〈皮枝〉浅腓骨神経の皮枝（内側足背皮神経）、[血管]内側足底動脈の浅枝

臨床 腹痛、嘔吐、便秘、消化不良などの消化器疾患、神経衰弱、ヒステリー、不眠症、足の母趾麻痺など

字義 「太」は重要、大切、「白」は五臓色体表の五色で肺に属する。脾経のうちで肺疾患の反応が現れる重要な経穴という意味である。

SP4 公孫（こうそん）

取り方 太白から第1中足骨の内側縁沿いに後方へなでていくと、指が止まる部位、足の表裏の境目に取る。

解剖 母趾外転筋（腱）、短母趾屈筋、〈筋枝〉内側足底神経、〈皮枝〉伏在神経、[血管]内側足底動脈

臨床 胃痛、嘔吐、食欲不振、腸出血、消化不良、脱肛、頭痛、足底痛、足の母趾麻痺など

字義 「公」はおおやけ、「孫」はつづく、従うの意味。脾の大絡（大包穴）に続く脾の絡穴に当たる、重要な経穴という意味である。

SP5 商丘（しょうきゅう）

取り方 内果前縁を通る垂線と内果下縁を通る水平線との交わる点に取る。

解剖 〈皮枝〉伏在神経、[血管]前内果動脈

臨床 足関節炎やリウマチ、捻挫、心臓病、胃アトニー、胃下垂、婦人病など

字義 「商」は降る、五臓色体表の五音で肺に当たり、「丘」はおか、隆起したところの意味で、内くるぶしを指し、内果を降ったところにある経穴という意味である。また、脾経の中で肺と関係する経穴という意味がある。

三陰交・漏谷・地機・陰陵泉・血海

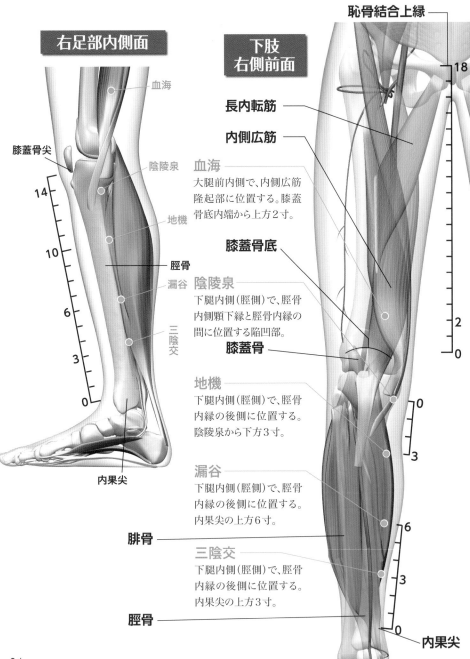

右足部内側面

血海

膝蓋骨尖

陰陵泉

地機

脛骨

漏谷

三陰交

内果尖

下肢 右側前面

恥骨結合上縁

18

長内転筋

内側広筋

血海
大腿前内側で、内側広筋隆起部に位置する。膝蓋骨底内端から上方2寸。

膝蓋骨底

陰陵泉
下腿内側(脛側)で、脛骨内側顆下縁と脛骨内縁の間に位置する陥凹部。

膝蓋骨

地機
下腿内側(脛側)で、脛骨内縁の後側に位置する。陰陵泉から下方3寸。

漏谷
下腿内側(脛側)で、脛骨内縁の後側に位置する。内果尖の上方6寸。

腓骨

三陰交
下腿内側(脛側)で、脛骨内縁の後側に位置する。内果尖の上方3寸。

脛骨

内果尖

84

SP6 三陰交 (さんいんこう)

取り方 内果尖から上方へ3寸、脛骨の内側縁と後脛骨筋の間に取る。

解剖 後脛骨筋、長趾屈筋、〈筋枝〉脛骨神経、〈皮枝〉伏在神経、[血管]後脛骨動脈

臨床 婦人病（月経不順、月経困難症、子宮内膜炎、更年期障害など）、泌尿器疾患（腎炎、膀胱炎、尿道炎、夜尿症）、胃腸疾患（慢性胃炎、食欲不振、消化不良、腹部膨満感、腸神経痛、腸雷鳴、下痢）、下肢の冷え、脚気など

字義 三つの陰経（太陰脾経・少陰腎経・厥陰肝経）が交わるところにある経穴という意味である。

SP7 漏谷 (ろうこく)

取り方 内果尖と陰陵泉とを結ぶ線のほぼ中点で、脛骨の内側縁とヒラメ筋との間に取る。

解剖 後脛骨筋、長趾屈筋、〈筋枝〉脛骨神経、〈皮枝〉伏在神経、[血管]後脛骨動脈

臨床 腸雷鳴、腹部膨満感、消化不良、ヒステリーなど

字義 「漏」はあな、すきま、「谷」はくぼみ、骨と肉のすき間で経脈の脈気が谷川のように流れる骨肉の間のところにある経穴という意味である。

SP8 地機 (ちき)

取り方 内果尖と膝蓋骨尖とを結ぶ線を3等分し、内果尖から²⁄₃の高さに取る。

解剖 ヒラメ筋、腓腹筋、〈筋枝〉脛骨神経、〈皮枝〉伏在神経、[血管]後脛骨動脈

臨床 糖尿病、急性胃カタル、消化不良、脚気、大腿神経痛、下肢の麻痺、下腿水腫、膝関節炎、関節リウマチなど

字義 「地」は土地、五行では脾に属し、「機」は重要、道具、主要なところなどの意味。脾に関係する重要な経穴という意味である。

SP9 陰陵泉 (いんりょうせん)

取り方 脛骨内側縁を指の頭でなで上げ、指が止まるところに取る。

解剖 腓腹筋、半腱様筋（腱）、〈筋枝〉脛骨神経、〈皮枝〉伏在神経、[血管]内側下膝動脈、下行膝動脈（伏在枝）

臨床 胃腸カタル、腹冷えなどの消化器疾患、婦人病（更年期障害）、高血圧、膝関節炎、関節リウマチ、脚気、遺尿、尿閉など

字義 「陰」はうちがわ、「陵」は丘のように盛り上がった場所、「泉」はいずみ、湧き出るところを意味する。膝関節下の内側部の盛り上がった経脈の脈気が湧き出るところにある経穴という意味である。

SP10 血海 (けっかい)

取り方 膝蓋骨底内側端から上方2寸で、内側広筋の隆起部に取る。

解剖 内側広筋、〈筋枝〉大腿神経、〈皮枝〉大腿神経（前皮枝）、[血管]下行膝動脈

臨床 婦人病（子宮出血、子宮内膜炎、月経不順など）、膝関節炎、関節リウマチなど

字義 「血」は血液、血の道、「海」は広く大きい、大量に集まる場所を意味する。血が大量に集まるところにある経穴という意味である。

箕門・衝門・府舎・腹結・大横
<small>き もん　しょうもん　ふ しゃ　ふっけつ　だいおう</small>

外腹斜筋・内腹斜筋

臍中央

腹部・大腿部
右側前面

大横
上腹部で、臍中央から外
方4寸。

腹結
下腹部で、臍中央から下
方1.3寸、前正中線から
外方4寸。

府舎
下腹部で、臍中央から下
方4.3寸、前正中線から
外方4寸。

衝門
鼠径部で、鼠径溝に位置
する。大腿動脈拍動部の
外方。

箕門
大腿内側で、膝蓋骨底内
端と衝門を結ぶ線上、衝
門から3分の1、縫工筋と
長内転筋の中間に位置す
る、大腿動脈拍動部。

腸腰筋

恥骨結合上縁

外腸骨動脈

縫工筋

大腿動脈

長内転筋

内側広筋

膝蓋骨底

膝蓋骨底内側端　膝蓋骨

4　　0

神闕
（任脈）
<small>しんけつ</small>

陰交
（任脈）
<small>いんこう</small>

1.3

中極
（任脈）
<small>ちゅうきょく</small>

4.3

曲骨
（任脈）
<small>きょっこつ</small>

1/3

2/3

0
1
2
3
4
5

SP11 箕門 (きもん)

取り方 ▶ 膝蓋骨底の内側端と衝門とを結ぶ線を3等分し、衝門から⅓の点、大腿のほぼ中央部、大腿動脈拍動部に取る。

解剖 縫工筋、長内転筋、〈筋枝〉大腿神経、閉鎖神経、〈皮枝〉大腿神経（前皮枝）、[血管] 大腿動脈

臨床 大腿神経痛、生殖器疾患など

字義 ▶ 「箕」は穀物からゴミやカラをふるい分けるための農具の箕を表し、「門」は気血や邪気の出入りするところを意味する。経脈に混じっている不順な脈気を分けさせる経穴という意味である。

SP12 衝門 (しょうもん)

取り方 ▶ 曲骨（任脈）の外方で、府舎の内下方、鼠径部の大腿動脈拍動部の外方に取る。

解剖 腸腰筋〈筋枝〉大腿神経、〈皮枝〉腸骨下腹神経、腸骨鼠径神経、陰部大腿神経、[血管] 大腿動脈

臨床 大腿神経痛、精索神経痛、陰嚢ヘルニア、胃けいれん、子宮けいれん、子宮位置異常から発生する痛み、精巣炎など

字義 ▶ 「衝」はつきあげる、拍動部、「門」は入口を意味する。動脈の拍動部にあり、体内のエネルギーの流れが腹部に向かって流れ込む門戸（出入口）に当たるところにある経穴という意味である。

SP13 府舎 (ふしゃ)

取り方 ▶ 中極（任脈）の外方4寸のやや下方に取る。
※脾経の府舎から腹哀までの経穴は、前正中線外方4寸とする。

解剖 外腹斜筋、内腹斜筋、〈筋枝〉肋間神経、腸骨下腹神経、腸骨鼠径神経、〈皮枝〉腸骨下腹神経、[血管] 浅腹壁動脈

臨床 便秘、腸けいれんなど

字義 ▶ 「府」は人や物が集まるところ、「舎」はやどるの意味。脾経の脈気が集まり、腸・脾臓・胃などと関係する経穴という意味である。

SP14 腹結 (ふっけつ)

取り方 ▶ 陰交（任脈）から外方4寸のやや下方に取る。

解剖 外腹斜筋、内腹斜筋、〈筋枝〉肋間神経、腸骨下腹神経、腸骨鼠径神経、〈皮枝〉腸骨下腹神経、[血管] 浅腹壁動脈、下腹壁動脈

臨床 腸疾患（便秘、下痢、側腹痛）、黄疸、腸骨下腹神経痛など

字義 ▶ 「腹」ははら、「結」はしこり、かたまりの意味。腸疾患の際に腹部にしこりができたときに用いる経穴という意味である。

SP15 大横 (だいおう)

取り方 ▶ 神闕（任脈）から外方4寸に取る。

解剖 外腹斜筋、内腹斜筋、〈筋枝〉肋間神経、腸骨下腹神経、腸骨鼠径神経、〈皮枝〉腸骨下腹神経、[血管] 浅腹壁動脈、下腹壁動脈

臨床 便秘、下痢、感冒など

字義 ▶ 「大」は重要、大切、「横」は臍の横を意味する。臍のかたわらにある重要な経穴という意味である。

腹哀・食竇・天渓・胸郷・周栄・大包

ふくあい　しょくとく　てんけい　きょうきょう　しゅうえい　だいほう

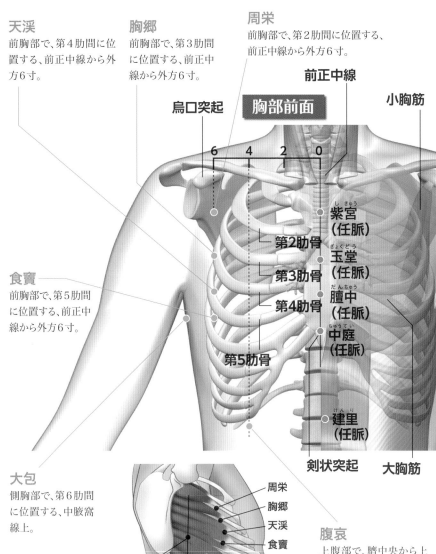

天渓
前胸部で、第4肋間に位置する、前正中線から外方6寸。

胸郷
前胸部で、第3肋間に位置する、前正中線から外方6寸。

周栄
前胸部で、第2肋間に位置する、前正中線から外方6寸。

前正中線

小胸筋

烏口突起

胸部前面

6　4　2　0

紫宮（任脈）

第2肋骨

玉堂（任脈）

第3肋骨

食竇
前胸部で、第5肋間に位置する、前正中線から外方6寸。

膻中（任脈）

第4肋骨

中庭（任脈）

第5肋骨

建里（任脈）

剣状突起

大胸筋

大包
側胸部で、第6肋間に位置する、中腋窩線上。

周栄
胸郷
天渓
食竇

大包

腹哀
上腹部で、臍中央から上方3寸、前正中線から外方4寸。

中腋窩線

SP16 腹哀（ふくあい）

取り方 建里（任脈）から外方4寸に取る。

解剖 外腹斜筋、内腹斜筋、〈筋枝〉肋間神経、腸骨下腹神経、腸骨鼠径神経、〈皮枝〉肋間神経、[血管] 下腹壁動脈、浅腹壁動脈

臨床 急性胃カタル、胃けいれん、消化不良、腸カタル、肝臓病、胆石など

字義 「腹」ははら、「哀」はあわれ、痛みなどの意味。腹傷や腹痛を治す経穴という意味である。

SP17 食竇（しょくとく）

取り方 中庭（任脈）から第5肋間中、前正中線から外方6寸に取る。

解剖 大胸筋、〈筋枝〉内側・外側胸筋神経、〈皮枝〉肋間神経、[血管] 胸肩峰動脈、外側胸動脈

臨床 肋間神経痛など

字義 「食」はたべもの、腹を養うもの、「竇」はあなぐら、水が通る溝などの意味。食べ物の通る所で、腹を養う経穴という意味である。

SP18 天渓（てんけい）

取り方 膻中（任脈）から第4肋間中、前正中線から外方6寸に取る。

解剖 大胸筋、〈筋枝〉内側・外側胸筋神経、〈皮枝〉肋間神経、[血管] 胸肩峰動脈、外側胸動脈

臨床 肋間神経痛など

字義 「天」はそら、上半身、「渓」は谷川、肋間を意味する。肋間部にあって心臓や肺と関係のある経穴という意味である。

SP19 胸郷（きょうきょう）

取り方 玉堂（任脈）から第3肋間中、前正中線から外方6寸に取る。

解剖 大胸筋、〈筋枝〉内側・外側胸筋神経、〈皮枝〉肋間神経、[血管] 胸肩峰動脈、外側胸動脈

臨床 肋間神経痛など

字義 「胸」はむね、「郷」はふるさと、窓を意味する。胸部の窓で、胸部疾患と関係する経脈の集まるところにある経穴という意味である。

SP20 周栄（しゅうえい）

取り方 紫宮（任脈）から第2肋間中、前正中線から外方6寸に取る。
※中府（肺経）の下方に当たる。

解剖 大胸筋、〈筋枝〉内側・外側胸筋神経、〈皮枝〉肋間神経、[血管] 胸肩峰動脈、外側胸動脈

臨床 肋間神経痛など

字義 「周」はめぐる、「栄」は盛んの意味。脾経の脈気が盛んに巡っている経穴という意味である。

SP21 大包（だいほう）

取り方 上腕を外転させ、中腋窩線と第6肋間の交わる点に取る。

解剖 前鋸筋、外腹斜筋、〈筋枝〉長胸神経、肋間神経、腸骨下腹神経、〈皮枝〉肋間神経、[血管] 胸背動脈、肋間動脈

臨床 肋間神経痛など

字義 「大」は大切、「包」はつつむ、めぐるなどの意味。脾経の絡穴と関係し、さらに大きく包む重要な経穴という意味である。

5 手の少陰心経

脾経の脈気を受けて心の臓の中から起こり、大動脈などをめぐり、腹部に下り、小腸をまとう。別の枝は大動脈から頸部を通り咽頭部を経て眼球深部まで達する。本幹は心の臓から出て肺をめぐり腋窩部を通り上腕前内側より前腕前内側を経て小指外側端に至る。

極泉・青霊・少海・霊道・通里 ➡P.92
陰郄・神門・少府・少衝 ➡P.94

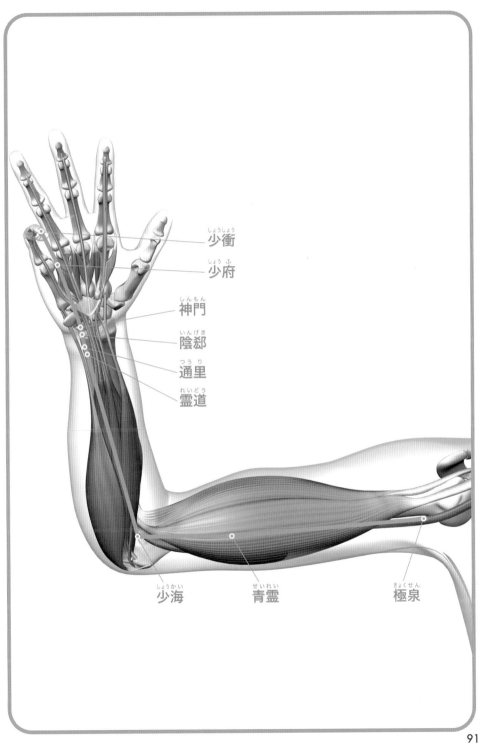

しょうしょう
少衝

しょう ふ
少府

しんもん
神門

いんげき
陰郄

つうり
通里

れいどう
霊道

しょうかい
少海

せいれい
青霊

きょくせん
極泉

極泉・青霊・少海・霊道・通里

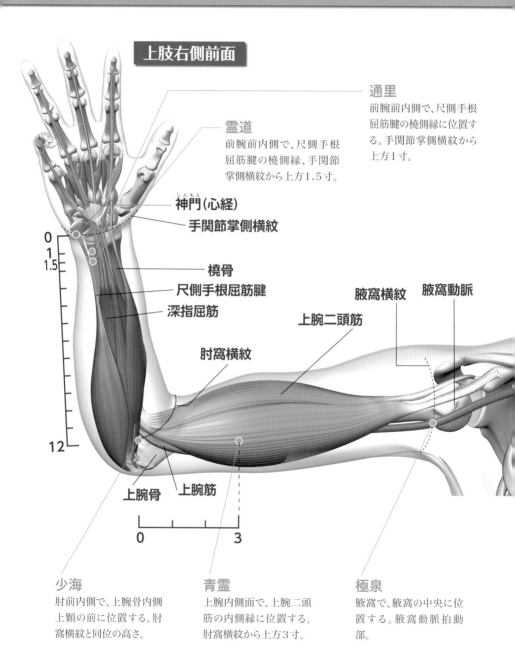

上肢右側前面

通里
前腕前内側で、尺側手根屈筋腱の橈側縁に位置する。手関節掌側横紋から上方1寸。

霊道
前腕前内側で、尺側手根屈筋腱の橈側縁、手関節掌側横紋から上方1.5寸。

神門（心経）

手関節掌側横紋

橈骨

尺側手根屈筋腱

深指屈筋

肘窩横紋

上腕二頭筋

腋窩横紋

腋窩動脈

上腕骨

上腕筋

0
1
1.5

12

0　　　3

少海
肘前内側で、上腕骨内側上顆の前に位置する。肘窩横紋と同位の高さ。

青霊
上腕内側面で、上腕二頭筋の内側縁に位置する。肘窩横紋から上方3寸。

極泉
腋窩で、腋窩の中央に位置する。腋窩動脈拍動部。

92

HT1 極泉 (きょくせん)

取り方 腋窩の中央、腋毛中、腋窩動脈拍動部に取る。

解剖 〈皮枝〉肋間神経、内側上腕皮神経、肋間上腕神経、[血管] 腋窩動脈

臨床 わきが（腋臭）、肋間神経痛、心臓病など

字義 「極」はきわみ、最上あるいは最終、「泉」はいずみ、水の湧き出るを意味する。心経の最も上位にあって、経脈が流れ出るところにある経穴という意味である。

HT2 青霊 (せいれい)

取り方 少海から極泉とを結ぶ線を3等分し、少海から⅓の所、上腕二頭筋の内側縁に取る。

解剖 上腕二頭筋、上腕筋、〈筋枝〉筋皮神経、〈皮枝〉内側上腕皮神経、[血管] 上腕動脈

臨床 肝炎による眼科疾患、前頭神経痛、肋間神経痛、尺骨神経痛、五十肩など

字義 「青」は五臓色体表の五色で肝に属し、「霊」は心臓を指し、肝臓や心臓と密接な関係のある経穴という意味である。

HT3 少海 (しょうかい)

取り方 肘関節を曲げ、上腕骨内側上顆と肘窩横紋の内側端との中点に取る。

解剖 円回内筋、尺側手根屈筋、〈筋枝〉正中神経、尺骨神経、〈皮枝〉内側前腕皮神経、[血管] 下尺側側副動脈（上腕動脈の枝）

臨床 耳鳴り、眼の充血、頭痛、めまい、鼻の充血、歯痛、頸のこわばり、関節リウマチ、尺骨神経痛、心臓病など

字義 「少」は少ない、少陰、「海」はうみ、気血が集まるところの意味。最初は少量だった気血が次第に量を増やしていき、ここで海へ注ぎ込むほどになっているところにある経穴という意味である。

HT4 霊道 (れいどう)

取り方 神門（心経）から少海に向かう上方1.5寸で尺骨頭上縁と同じ高さ、尺側手根屈筋腱の橈側に取る。

解剖 尺側手根屈筋（腱）、浅指屈筋、深指屈筋、〈筋枝〉尺骨神経、正中神経、〈皮枝〉内側前腕皮神経、[血管] 尺骨動脈

臨床 心臓疾患、ヒステリー、咽喉腫痛、扁桃炎、尺骨神経痛および麻痺、リウマチなど

字義 「霊」はたましい、心臓を指し、「道」はみちを意味する。心臓に通じる道という意味である。

HT5 通里 (つうり)

取り方 神門から少海へ向かう上方1寸で、尺側手根屈筋腱の橈側に取る。

解剖 尺側手根屈筋（腱）、深指屈筋、〈筋枝〉尺骨神経、正中神経、〈皮枝〉内側前腕皮神経、[血管] 尺骨動脈

臨床 心臓疾患、ヒステリー、咽喉腫痛、扁桃炎、尺骨神経痛および麻痺、リウマチなど

字義 「通」はつうじる、「里」は心臓を意味する。心臓に通じるところにある経穴という意味である。

陰郄・神門・少府・少衝

<small>いんげき　しんもん　しょうふ　しょうしょう</small>

少衝
小指で、末節骨橈側、爪甲角から近位の外方0.1寸、爪甲橈側の垂線と爪甲基底部を通る水平線の交わる点。

少府
手掌で、第5中手指節関節の近位端と同位の高さ、第4・5中手骨の中間。

掌側骨間筋

中手骨

虫様筋

**手関節・手掌
右側前面**

神門
手関節前内側で、尺側手根屈筋腱の橈側縁に位置する。手関節掌側横紋上。

豆状骨

**手関節
掌側横紋**

陰郄
前腕前内側で、尺側手根屈筋腱の橈側縁に位置する。手関節掌側横紋から上方0.5寸。

0
0.5

橈骨

尺骨

尺側手根屈筋腱

深指屈筋

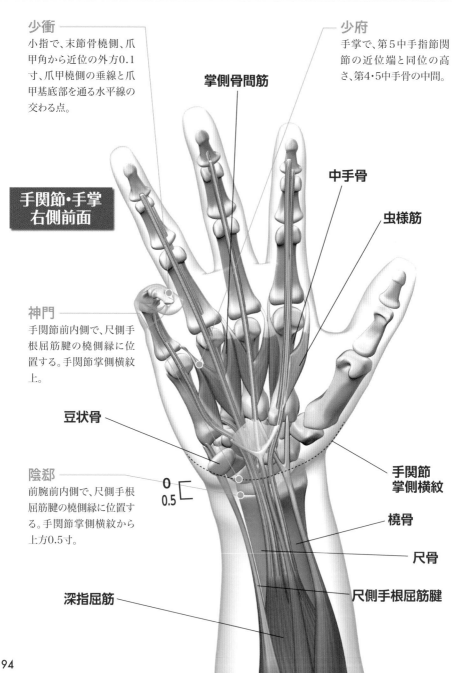

HT6 陰郄（いんげき）

取り方 神門から少海へ向かう上方0.5寸で尺骨頭下縁と同位の高さ、尺側手根屈筋腱の橈側に取る。

解剖 尺側手根屈筋（腱）、〈筋枝〉尺骨神経、〈皮枝〉内側前腕皮神経、[血管] 尺骨動脈

臨床 狭心症、心悸亢進症などの心臓の急性症状、鼻血、胃出血、ヒステリー、咽喉腫痛、扁桃炎、尺骨神経痛および麻痺、リウマチなど

字義 「陰」は手のひら側の少陰経。「郄」はすき間、急性症状を指し、心経の急性症状を治す経穴という意味である。

HT7 神門（しんもん）

取り方 手関節前面横紋上、豆状骨上縁の橈側にある陥凹部、尺側手根屈筋腱の橈側に取る。

解剖 尺側手根屈筋（腱）、〈筋枝〉尺骨神経、〈皮枝〉内側前腕皮神経、尺骨神経（掌皮枝）、[血管] 尺骨動脈

臨床 狭心症、精神病、神経衰弱、ヒステリー、便秘、尺骨神経痛または麻痺、手関節炎またはリウマチ、精神的原因による症状（胃腸病、吐血、喀血、喘息、呼吸困難、産後の出血）など

字義 「神」は五臓色体表の五精で心に属し、「門」は生気、邪気の出入口を意味し、心気の出入口にある経穴という意味である。

HT8 少府（しょうふ）

取り方 手掌で第4・第5中手骨間、こぶしを握ったとき小指頭が手掌面に当たるところに取る。

解剖 虫様筋（第4）、掌側骨間筋（第3）、〈筋枝〉尺骨神経、〈皮枝〉尺骨神経（総掌側指神経）、[血管] 総掌側指動脈

臨床 手の関節痛、尺骨神経痛、手指が曲がらない状態など

字義 「少」は少ない、少陰、「府」はものや人が集合する所、ふくらみを意味する。少陰心経の反応が現れる場所にある経穴という意味である。

HT9 少衝（しょうしょう）

取り方 小指爪根部に引いた線と、外側縁に引いた線との交わる点に取る。

解剖 〈皮枝〉尺骨神経（背側指神経）、[血管] 背側指動脈

臨床 発熱性疾患による衰弱、手のけいれんなど

字義 「少」は少ない、少陰、「衝」は突端を意味する。少陰心経の突端にある経穴という意味である。

6 手の太陽小腸経

心経の脈気を受けて、小指の内側端から起こり、手の内側、前腕・上腕の後内側を通って肩に出て大椎穴に至る。1つはそこから鎖骨上窩（欠盆穴）より胸中に入り、心の臓をまとい、食道に沿って胃に至り小腸に帰属する。ほかの1つは鎖骨上窩より頬に上がり、外眼角を経て耳に入る。また頬より内眼角に終わる別枝も出る。

少沢・前谷・後渓・腕骨・陽谷 ➡P.98
養老・支正・小海・肩貞・臑兪 ➡P.100
天宗・秉風・曲垣・肩外兪・肩中兪 ➡P.102
天窓・天容・顴髎・聴宮 ➡P.104

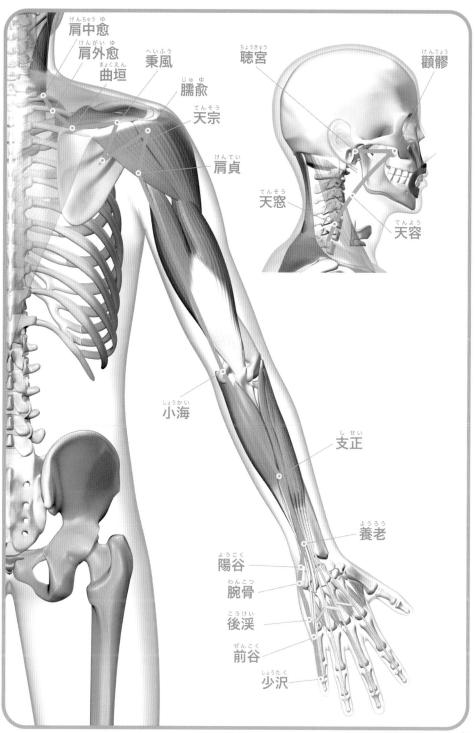

けんちゅう ゆ
肩中愈
けんがい ゆ
肩外愈
きょくえん
曲垣
へいふう
秉風
じゅ ゆ
臑兪
てんそう
天宗
けんてい
肩貞

ちょうきゅう
聴宮
けんりょう
顴髎
てんそう
天窓
てんよう
天容

しょうかい
小海
し せい
支正
ようろう
養老
ようこく
陽谷
わんこつ
腕骨
こうけい
後渓
ぜんこく
前谷
しょうたく
少沢

少沢・前谷・後渓・腕骨・陽谷

しょうたく　ぜんこく　こうけい　わんこつ　ようこく

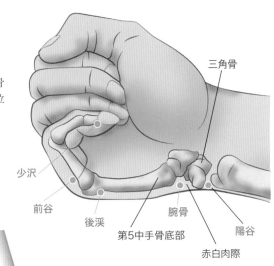

手関節・手背部右側

陽谷
手関節後内側で、三角骨と尺骨茎状突起の間に位置する陥凹部。

腕骨
手関節後内側で、第5中手骨底部と三角骨の間に位置する陥凹部、赤白肉際。

三角骨

少沢
前谷
後渓
腕骨
陽谷
第5中手骨底部
赤白肉際

尺側手根伸筋腱

後渓
手の背側で、第5中手指節関節尺側の近位に位置する陥凹部、赤白肉際。

前谷
小指で、第5中手指節関節尺側の遠位に位置する陥凹部、赤白肉際。

第5中手指節関節

少沢
小指で、末節骨尺側、爪甲角の近位に位置する内方0.1寸、爪甲尺側縁の垂線と爪甲基底部を通る水平線の交わる点。

SI1 少沢（しょうたく）

取り方 小指の爪根部に引いた線と、内側縁に引いた線との交わる点に取る。

解剖 〈皮枝〉尺骨神経（背側指神経）、[血管] 背側指動脈
臨床 意識不明状態の気付け、狭心症、胸痛、頭痛、尺骨神経痛、咽頭痛など

字義 「少」は少ない、少陰、「沢」は水が集まる所、気血が湧き出てくるくぼみを意味する。脈気が集まり、小腸経が始まる場所にある経穴という意味である。

SI2 前谷（ぜんこく）

取り方 小指の第5中手指関節の内側に触れ、その下部にある陥凹中に取る。または、軽くこぶしを握り、その部にできる掌側横紋の尺側端に取る。

解剖 〈皮枝〉尺骨神経（背側指神経）、[血管] 背側指動脈
臨床 のぼせ、尺骨神経麻痺など

字義 「前」はまえ、「谷」はくぼみを意味する。第5中手指関節の前のくぼみにある経穴という意味である。

SI3 後渓（こうけい）

取り方 手を軽く握り、小指の中手骨の内側縁を指頭でなで下ろして指が止まる、第5中手指節関節の上の内側陥凹部に取る。

解剖 小指外転筋、〈筋枝〉尺骨神経、〈皮枝〉尺骨神経（背側指神経）、[血管] 背側指動脈
臨床 流行性感冒、寒さによる頭痛、腰痛、関節痛、関節リウマチなど

字義 「後」はうしろ、「渓」は谷を流れる川。第5中手指関節の後ろにある経穴という意味である。

SI4 腕骨（わんこつ）

取り方 小指の第5中手骨の内側を指頭でなで上げて指が止まる、底を越えたところにある陥凹中、手掌と手背の境目に取る。

解剖 小指外転筋、〈筋枝〉尺骨神経、〈皮枝〉尺骨神経（背側指神経）、[血管] 尺骨動脈（背側手根枝）
臨床 関節リウマチ、尺骨神経痛と麻痺、耳炎、頭痛など

字義 「腕」はうで、「骨」はほねを意味する。手根骨のことで、第5中手骨底と三角骨の間にある経穴という意味である。

SI5 陽谷（ようこく）

取り方 手関節の後面で、三角骨と尺骨茎状突起の間にあるくぼみ、尺側手根伸筋腱の内側に取る。

解剖 尺側手根伸筋（腱）、〈筋枝〉橈骨神経、〈皮枝〉尺骨神経（背側枝）、[血管] 尺骨動脈（背側手根枝）
臨床 関節リウマチ、尺骨神経痛と麻痺、耳炎、頭痛など

字義 「陽」は手の陽側に当たる甲、「谷」はくぼみを意味する。小腸経の脈気が流れるところにある経穴という意味である。

養老・支正・小海・肩貞・臑兪

臑兪

肩の周囲部で、腋窩横紋後端の上方、肩甲棘の下方の陥凹部。

肩貞

肩の周囲部で、肩関節の後下方に位置する。腋窩横紋後端から上方1寸。

肩甲骨下角

小海

肘後内側で、肘頭と上腕骨内側上顆の間に位置する陥凹部。

支正

前腕後内側で、尺骨内縁と尺側手根屈筋の間に位置する。手関節背側横紋から上方5寸。

養老

前腕後内側で、尺骨頭橈側に位置する陥凹部、手関節背側横紋の上方1寸。

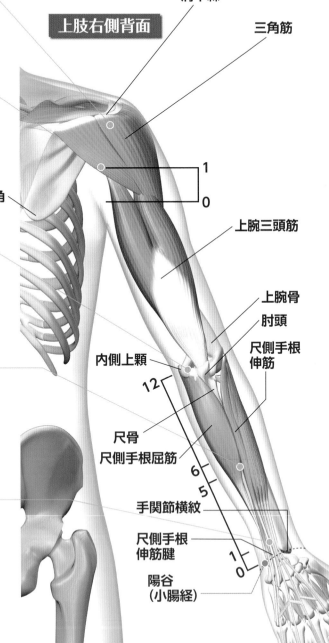

上肢右側背面

肩甲棘

三角筋

1
0

上腕三頭筋

上腕骨
肘頭
尺側手根伸筋

内側上顆

12

尺骨
尺側手根屈筋

6
5

手関節横紋

尺側手根伸筋腱

1
0

陽谷
(小腸経)

100

SI6 養老（ようろう）

取り方 手掌を胸に当て、尺骨茎状突起を指頭で触察し、指が入り込む骨の割れ目に取る。

解剖 尺側手根伸筋腱、〈筋枝〉橈骨神経、〈皮枝〉尺骨神経（背側指神経）、[血管]尺骨動脈（背側手根枝）

臨床 瘍（できもの）や疔（腫れもの）などの化膿性疾患、五十肩、上肢の神経痛など

字義 「養」は養う、育てる、「老」は衰えるなどの意味。小腸の衰えを治す経穴という意味である。

SI7 支正（しせい）

取り方 陽谷（小腸経）と小海とを結ぶ線の中点の下方1寸、尺骨内縁と尺側手根屈筋との間に取る。

解剖 尺側手根屈筋、〈筋枝〉尺骨神経、〈皮枝〉内側前腕皮神経、[血管]後骨間動脈の枝

臨床 尺骨神経痛や麻痺、中風が原因の尺骨神経麻痺など

字義 「支」は枝分かれ、「正」は真ん中の意味。前腕の真ん中にあって絡脈の分かれるところにある経穴という意味である。

SI8 小海（しょうかい）

取り方 肘を屈曲し、尺骨神経溝中に取る。

解剖 尺側手根屈筋、〈筋枝〉尺骨神経、〈皮枝〉内側前腕皮神経、[血管]尺側反回動脈（尺骨動脈の枝）

臨床 尺骨神経麻痺、関節リウマチ、耳の病気、頸・肩・上肢の神経痛など

字義 「小」は小腸経、「海」はうみ、気血がよく集まる所の意味。小腸経の脈気がよく集まる場所にある経穴という意味である。

SI9 肩貞（けんてい）

取り方 上腕を内転し、腋窩横紋後端の上方1寸、三角筋の後側に取る。

解剖 三角筋、大円筋、小円筋、上腕三頭筋（長頭）、〈筋枝〉腋窩神経、肩甲下神経、橈骨神経、〈皮枝〉上外側上腕皮神経、[血管]後上腕回旋動脈

臨床 五十肩、肩関節炎、関節リウマチ、上肢の神経痛および麻痺、眼痛、耳鳴り、難聴など

字義 「肩」は肩関節、「貞」はさだめる、正しいの意味。肩峰と上腕骨頭との間に定まる経穴という意味である。

SI10 臑兪（じゅゆ）

取り方 上腕を内転し、腋窩横紋後端の上方で、肩甲棘の直下に取る。

解剖 三角筋、棘下筋、〈筋枝〉腋窩神経、肩甲上神経、〈皮枝〉鎖骨上神経、[血管]肩甲上動脈

臨床 五十肩、上腕の神経痛、リウマチ、高血圧、うなじのこわばり、後頭神経痛など

字義 「臑」は上腕または上肢、「兪」ははこぶ、そそぐ、なおすの意味。上肢に注ぐところにあって、上肢の疾患を治す経穴という意味である。

天宗・秉風・曲垣・肩外兪・肩中兪
<small>てんそう　へいふう　きょくえん　けんがいゆ　けんちゅうゆ</small>

肩中兪
上背部で、第7頸椎棘突起下縁と同位の高さ、後正中線から外方2寸。

肩外兪
上背部で、第1胸椎棘突起下縁と同位の高さ、後正中線から外方3寸。

曲垣
肩甲部で、肩甲棘内端の上方に位置する陥凹部。

秉風
肩甲部で、棘上窩、肩甲棘中点の上方。

天宗
肩甲部で、肩甲棘の中点と肩甲骨下角を線で結び、肩甲棘から1/3に位置する陥凹部。

**肩甲部
右側背面**

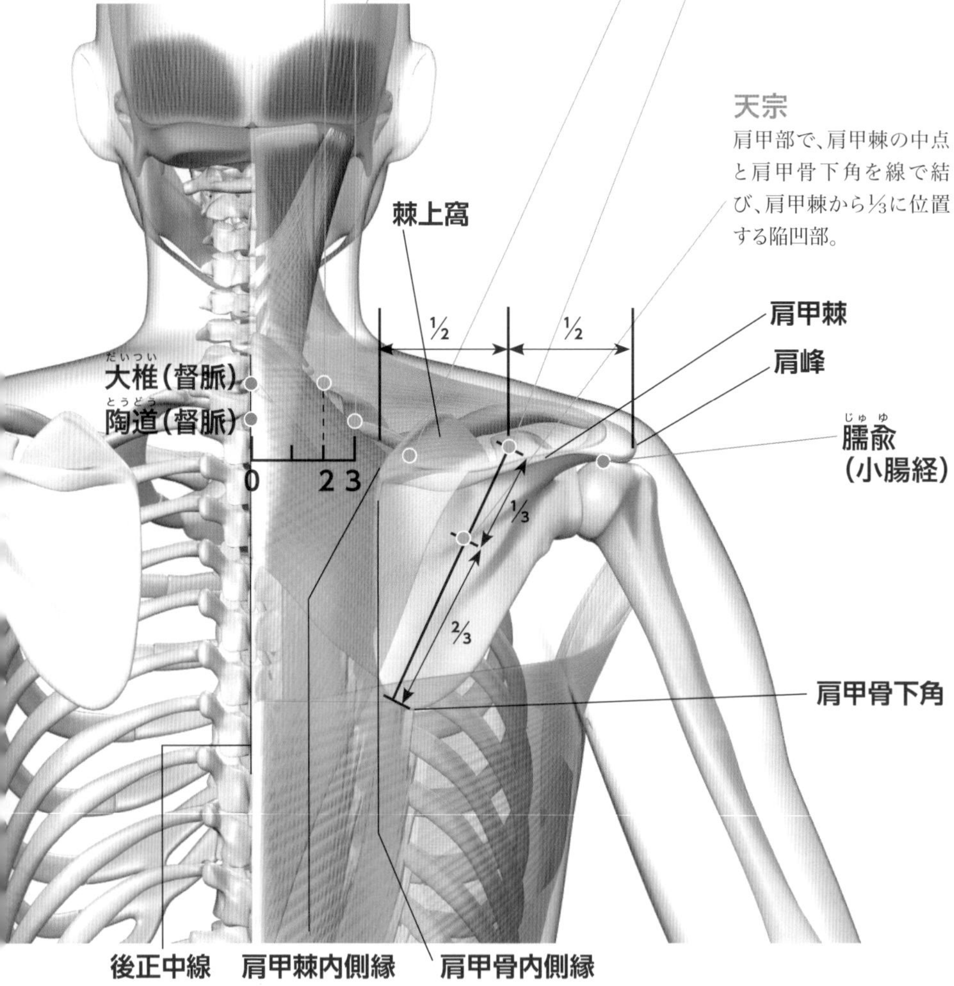

棘上窩

肩甲棘

肩峰

大椎（督脈）
<small>だいつい</small>

陶道（督脈）
<small>とうどう</small>

臑兪
（小腸経）
<small>じゅゆ</small>

1/2　1/2

0　2 3

1/3

2/3

肩甲骨下角

後正中線　　肩甲棘内側縁　　肩甲骨内側縁

102

SI11 天宗（てんそう）

取り方 肩甲棘の中点と肩甲骨下角を結んだ線を3等分し、肩甲棘から⅓のところに取る。

解剖 棘下筋、〈筋枝〉肩甲上神経、〈皮枝〉胸神経後枝、[血管] 肩甲回旋動脈

臨床 胸痛、乳房痛、乳汁分泌不足、五十肩、上肢の神経痛、肋間神経痛、胸膜炎など

字義 「天」は上半身、「宗」はおおもと、集まる、神を祭るみたまやの意味。上半身の気血が集まる所、上半身の疾患を治す経穴であるという意味である。

SI12 秉風（へいふう）

取り方 肩甲棘中点の上方で、肩関節を外転して、陥凹部に取る。

解剖 僧帽筋、棘上筋、〈筋枝〉副神経、頸神経叢の枝、肩甲上神経、〈皮枝〉胸神経後枝、[血管] 肩甲上動脈

臨床 上肢の神経痛や麻痺、リウマチなど

字義 「秉」は一握りの稲の束、握る、「風」は風邪、中風を意味する。中風を治す経穴という意味である。

SI13 曲垣（きょくえん）

取り方 肩甲棘内端の直上で、棘上窩内側の上方の陥凹部に取る。臑兪と第2胸椎棘突起を結ぶ線の中点に取る。

解剖 僧帽筋、棘上筋、〈筋枝〉副神経、頸神経叢の枝、肩甲上神経、〈皮枝〉胸神経後枝、[血管] 頸横動脈

臨床 肩こり、肩甲部や上肢の疼痛など

字義 「曲」はかたはし、まがる、「垣」はかき、かこいの意味。肩甲棘の片はしの曲がり角にある経穴という意味である。

SI14 肩外兪（けんがいゆ）

取り方 陶道（督脈）を通る水平線と肩甲骨内側縁の延長線との交わる点に取る。

解剖 僧帽筋、肩甲挙筋、〈筋枝〉副神経、頸神経叢の枝、肩甲背神経、〈皮枝〉胸神経後枝、[血管] 頸横動脈

臨床 肩こり、肩甲痛、側頭痛など

字義 「肩」はかた、「外」はそと、「兪」ははこぶ、そそぐ、気血が集まる所の意味。肩の外側にある経穴という意味である。

SI15 肩中兪（けんちゅうゆ）

取り方 肩甲骨内側縁の垂線と後正中線の間で肩甲骨内側縁から⅓の垂直線と大椎（督脈）を通る水平線との交わる点に取る。

解剖 僧帽筋、肩甲挙筋、〈筋枝〉副神経、頸神経叢の枝、肩甲背神経、〈皮枝〉胸神経後枝、[血管] 頸横動脈

臨床 肩こり、項のこわばり、咳など

字義 「肩」はかた、「中」はなか、中間、「兪」ははこぶ、そそぐ、気血が出入りする所の意味。正中線に近い側にあり、肩井と大椎の中間にある経穴という意味である。

103

天窓・天容・顴髎・聴宮

<small>てんそう　てんよう　けんりょう　ちょうきゅう</small>

聴宮

顔面部で、耳珠中央の前縁と下顎骨関節突起の中間に位置する陥凹部。

顴髎

顔面部で、外眼角の下に位置し、頬骨下方にある陥凹部。

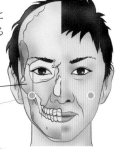

頬骨
顴髎

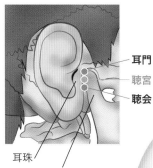

耳門
聴宮
聴会

耳珠
下顎骨関節突起

頭頸部右側面

頬骨

下顎骨関節突起

天容

前頸部で、下顎角の後方に位置し、胸鎖乳突筋の前方にある陥凹部。

乳様突起

天窓

前頸部で、胸鎖乳突筋の後縁に位置し、甲状軟骨上縁と同位の高さ。

下顎角

甲状軟骨

胸鎖乳突筋

SI16 天窓（てんそう）

取り方 甲状軟骨上縁の高さで、胸鎖乳突筋の後縁に取る。人迎（胃経）と同じ高さに取る。

解剖 広頸筋、胸鎖乳突筋、〈筋枝〉顔面神経、副神経、頸神経叢の枝、〈皮枝〉頸横神経、大耳介神経、[血管] 浅頸動脈

臨床 喉の腫れ、耳の疾患など

字義 「天」はそら、上半身、「窓」はまど、内と外の疎通するという意味。天の気が人体に出入りする所にある経穴という意味である。

SI17 天容（てんよう）

取り方 下顎角の後方で、下顎角と胸鎖乳突筋との間に取る。

解剖 胸鎖乳突筋、広頸筋、〈筋枝〉副神経、頸神経叢の枝、顔面神経、〈皮枝〉大耳介神経、[血管] 顔面動脈

臨床 偏頭痛、咽頭カタル、扁桃炎、耳の疾患、頸部リンパ腺の腫れなど

字義 「天」はそら、上半身（頸より上）、「容」はいれる、包むを意味する。頸より上の病気を取り除く、病気をこの中に包み込んでしまう経穴という意味である。

SI18 顴髎（けんりょう）

取り方 外眼角を通る垂直線と頬骨下縁が交わるところに取る。

解剖 大頬骨筋、〈筋枝〉顔面神経、〈皮枝〉上顎神経（三叉神経第2枝）の枝（眼窩下神経）、[血管] 顔面横動脈、眼窩下動脈

臨床 顔面神経のけいれんおよび麻痺、上歯痛など

字義 「顴」は頬骨、「髎」は角すみの意味。頬骨の角すみのへこんだところにある経穴という意味である。

SI19 聴宮（ちょうきゅう）

取り方 口をわずかに開けたとき、耳珠と下顎骨との間にあるくぼみで、下顎骨関節突起の後縁に取る。

解剖 〈皮枝〉下顎神経（三叉神経第3枝）の枝（耳介側頭神経）、[血管] 浅側頭動脈

臨床 耳鳴り、中耳炎などの耳の疾患、視力障害、蓄膿症、頭痛など

字義 「聴」は聞く、しっかり聞く、「宮」は御殿、生活の中心となる場所の意味。ものをしっかり聞くための中心となる経穴という意味である。

7 足の太陽膀胱経

小腸経の脈気を受けて、内眼角（睛明穴）から始まって、上行して神庭穴（督脈）で左右が交わり、さらに百会穴で交叉して脳をまとう。項部をめぐり、背部（脊柱の両側）を下り、腰部に至って腎をまとったのち膀胱に帰属する。膀胱から殿部を貫いて大腿後側を下り膝窩部（委中穴）に入る。別の枝は項部の天柱穴から別れ脊柱の外方3寸、大腿後外側を下り、膝窩部に入り合流する。膝窩部より下腿後外側を下り外果を通り足の第5趾外側端に終わる。

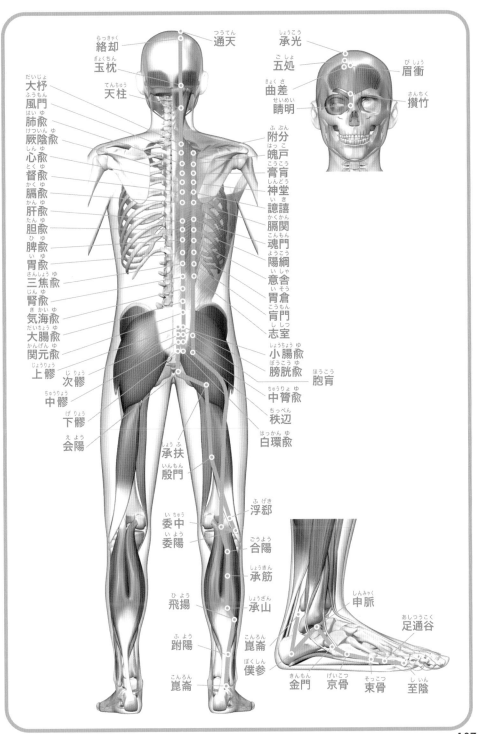

らっきゃく
絡却
つうてん
通天
しょうこう
承光
ぎょくちん
玉枕
ごしょ
五処
びしょう
眉衝
てんちゅう
天柱
きょうさ
曲差
さんちく
攅竹
せいめい
睛明

だいじょ
大杼
ふうもん
風門
はいゆ
肺兪
けついんゆ
厥陰兪
しんゆ
心兪
とくゆ
督兪
かくゆ
膈兪
かんゆ
肝兪
たんゆ
胆兪
ひゆ
脾兪
いゆ
胃兪
さんしょうゆ
三焦兪
じんゆ
腎兪
きかいゆ
気海兪
だいちょうゆ
大腸兪
かんげんゆ
関元兪

ふぶん
附分
はっこう
魄戸
こうこう
膏肓
しんどう
神堂
いき
譩譆
かくかん
膈関
こんもん
魂門
ようこう
陽綱
いしゃ
意舎
いそう
胃倉
こうもん
肓門
ししつ
志室

じょうりょう
上髎
じりょう
次髎
ちゅうりょう
中髎
げりょう
下髎
えよう
会陽

しょうちょうゆ
小腸兪
ぼうこうゆ
膀胱兪
ほうこう
胞肓
ちゅうりょゆ
中膂兪
ちっぺん
秩辺
はっかんゆ
白環兪

じょうふ
承扶
いんもん
殷門

ふげき
浮郄
いちゅう
委中
いよう
委陽
ごうよう
合陽
しょうきん
承筋
ひよう
飛揚
しょうざん
承山
ふよう
跗陽
こんろん
崑崙
こんろん
崑崙
ぼくしん
僕参

しんみゃく
申脈
あしつうこく
足通谷

きんもん
金門
げいこつ
京骨
そっこつ
束骨
しいん
至陰

睛明・攅竹・眉衝・曲差・五処・承光

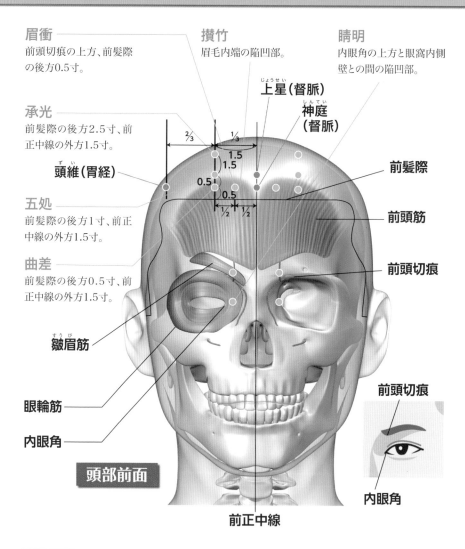

眉衝
前頭切痕の上方、前髪際
の後方0.5寸。

攅竹
眉毛内端の陥凹部。

睛明
内眼角の上方と眼窩内側
壁との間の陥凹部。

上星（督脈）

神庭（督脈）

承光
前髪際の後方2.5寸、前
正中線の外方1.5寸。

頭維（胃経）

前髪際

五処
前髪際の後方1寸、前正
中線の外方1.5寸。

前頭筋

曲差
前髪際の後方0.5寸、前
正中線の外方1.5寸。

前頭切痕

皺眉筋

眼輪筋

内眼角

頭部前面

前頭切痕

内眼角

前正中線

2/3　1/3
1.5
1.5
0.5
0.5
1/2　1/2

BL1 睛明〈せいめい〉

取り方 目を閉じ、内眼角の内上方0.1寸の陥凹部に取る。

解剖 内側眼瞼靱帯、眼輪筋、〈筋枝〉顔面神経（側頭枝、頬骨枝）、〈皮枝〉眼神経（三叉神経第1枝）、[血管] 眼角動脈

臨床 目の充血、結膜炎、涙管閉塞などの眼科疾患

字義 「睛」は目（ひとみ）、「明」はあきらか、はっきりという意味を持つ。目をはっきりさせ、視力を高める、目を主治する経穴である。

BL2 攅竹（さんちく）

取り方 眉毛内端で、睛明の直上、前頭切痕の陥凹中に取る。

解剖 眼輪筋、前頭筋、皺眉筋、〈筋枝〉顔面神経（側頭枝、頬骨枝）、〈皮枝〉眼神経（三叉神経第1枝）、[血管] 滑車上動脈

臨床 眼精疲労や結膜の充血、角膜翳（角膜の濁る疾病）などの眼科疾患、前頭神経痛など

字義 「攅」は集まり、群がる様子を、「竹」はたけ、ふえを意味することから、竹の切り口のような空所に気が集まる場所で、反応の現れる経穴という意味である。

BL3 眉衝（びしょう）

取り方 眉毛内端で攅竹の直上、前髪際の上方0.5寸の神庭（督脈）と曲差の中間に取る。

解剖 前頭筋、〈筋枝〉顔面神経（側頭枝）、〈皮枝〉眼神経（三叉神経第1枝）、[血管] 滑車上動脈、眼窩上動脈

臨床 頭痛、鼻づまり、めまいなど

字義 「眉」はまゆ、「衝」はつく、つきさすの意味を持つ。眉の要衝であって、目、鼻および脳疾患に用いる経穴である。

BL4 曲差（きょくさ）

取り方 神庭（督脈）と頭維（胃経）を結んだ線上で、神庭（眉間の中間、上方3.5寸）から⅓のところに取る。

解剖 前頭筋、〈筋枝〉顔面神経（側頭枝）、〈皮枝〉眼神経（三叉神経第1枝）、[血管] 滑車上動脈、眼窩上動脈

臨床 眼精疲労や結膜の充血、角膜翳などの眼科疾患、前頭神経痛、頭痛、めまい、鼻出血、鼻づまりなど

字義 「曲」はまがる、「差」は違う、病を治すという意味を持ち、疾病を治す所にある経穴を意味する。

BL5 五処（ごしょ）

取り方 上星（督脈）の外方1.5寸、曲差の上方0.5寸に取る。

解剖 帽状腱膜、前頭筋、〈筋枝〉顔面神経（側頭枝）、〈皮枝〉眼神経（三叉神経第1枝）、[血管] 眼窩上動脈

臨床 発熱からくる頭痛、めまいなど

字義 「五」は五つ、交叉する、「処」は場所の意味であり、「曲差から5分の位置を示す」「膀胱経の5番目の経穴」などの説があるものの、明確な経穴名の意味は不明。

BL6 承光（しょうこう）

取り方 前正中線の外方1.5寸、五処の後方1.5寸、曲差の上方2寸に取る。

解剖 帽状腱膜、〈皮枝〉眼神経（三叉神経第1枝）、[血管] 眼窩上動脈、浅側頭動脈の枝

臨床 眼、鼻、脳などの疾患から生じる発熱やめまいなど

字義 「承」は受け取る、「光」はひかり、明らかの意味で、光を受け取る所、つまり、眼の疾患を主治する経穴を意味する。

通天・絡却・玉枕・天柱・大杼・風門

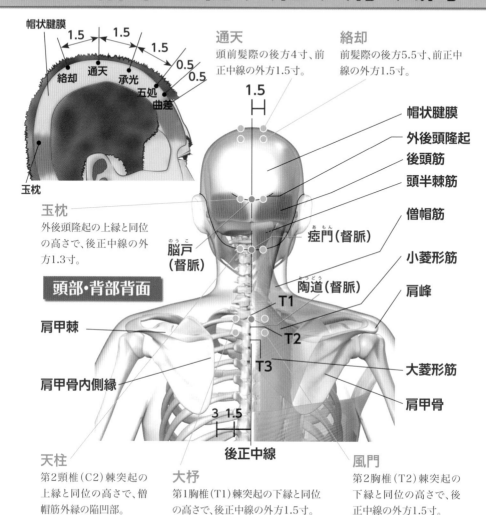

帽状腱膜

1.5　1.5　1.5　0.5　0.5

絡却　通天　承光　五処　曲差

玉枕

通天
頭前髪際の後方4寸、前正中線の外方1.5寸。

絡却
前髪際の後方5.5寸、前正中線の外方1.5寸。

1.5

帽状腱膜
外後頭隆起
後頭筋
頭半棘筋
僧帽筋
瘂門（督脈）
小菱形筋
陶道（督脈）
肩峰
大菱形筋
肩甲骨

玉枕
外後頭隆起の上縁と同位の高さで、後正中線の外方1.3寸。

脳戸（督脈）

頭部・背部背面

肩甲棘

T1

T2

T3

肩甲骨内側縁

3　1.5

後正中線

天柱
第2頸椎（C2）棘突起の上縁と同位の高さで、僧帽筋外縁の陥凹部。

大杼
第1胸椎（T1）棘突起の下縁と同位の高さで、後正中線の外方1.5寸。

風門
第2胸椎（T2）棘突起の下縁と同位の高さで、後正中線の外方1.5寸。

BL7 通天（つうてん）

取り方　承光と絡却の中間、もしくは五処と絡却を結んだ線上で、絡却から⅓のところに取る。

解剖　帽状腱膜、〈皮枝〉眼神経（三叉神経第1枝）、［血管］眼窩上動脈、浅側頭動脈の枝

臨床　偏頭痛、項強（うなじのこわばり）鼻疾患など

字義　「通」は届く、通じる、「天」は頭頂、頂点の意味を持つことから、膀胱経の経気が頭に通じるところ、頭部の疾患によく効く経穴の意味である。

BL8 絡却（らっきゃく）

取り方 百会（督脈・耳介を折り返したとき、両耳尖を結ぶ線の中間）から後方0.5寸、外方1.5寸に取る。

解剖 帽状腱膜、〈皮枝〉大後頭神経、［血管］後頭動脈、浅側頭動脈の枝

臨床 耳鳴り、緑内障、白内障などの眼科疾患など

字義 「絡」はからまる、つながる、「却」はかえる、もどるを意味する。膀胱経の分枝が、本経に戻ってくるところの経穴という意味がある。

BL9 玉枕（ぎょくちん）

取り方 脳戸（督脈）の外方1.3寸で、頭半棘筋膨隆部外縁を通る垂線と後頭骨上項線との交点に取る。

解剖 後頭筋、〈筋枝〉顔面神経（後頭枝）、〈皮枝〉大後頭神経、［血管］後頭動脈

臨床 脳疾患から生じる頭痛および眼の痛み、項強痛（うなじの痛み）、鼻疾患など

字義 「玉」はたま、すぐれるという意味から転じて頭を、「枕」は文字通りまくらを意味する。寝た際、枕が頭蓋に当たる所にある経穴の意味、もしくは後頭骨上項線上にある経穴の意味がある。

BL10 天柱（てんちゅう）

取り方 瘂門（督脈）の外方1.3寸で、頭半棘筋膨隆部の外縁に取る。
※WHO/WPROの表記において、天柱は「僧帽筋外縁の陥凹部」と定義されている。僧帽筋の厚さが薄いため、触れて確かめるのが困難である。その下にある頭半棘筋の膨隆部である。

解剖 僧帽筋、頭板状筋、頭半棘筋、〈筋枝〉副神経、頸神経叢の枝、脊髄神経後枝、〈皮枝〉大後頭神経、［血管］後頭動脈

臨床 頭重、頭痛、高血圧、脳溢血ほか脳疾患、眼科系疾患、耳鼻咽喉系疾患、心疾患など

字義 「天」は頭部、「柱」はささえるという意味を持つ。頭部を支える重要な所にある経穴の意味がある。

BL11 大杼（だいじょ）

取り方 第1・第2胸椎棘突起間、陶道（督脈）から外方1.5寸に取る。

解剖 僧帽筋、菱形筋、脊柱起立筋、〈筋枝〉副神経、頸神経叢の枝、肩甲背神経、脊髄神経後枝、〈皮枝〉胸神経後枝、［血管］頸横動脈の枝、肋間動脈背枝

臨床 うなじのこわばり、肩背痛、のどの痛み（扁桃炎）、せき、血圧亢進など

字義 「大」は大切、「杼」は織物の横糸を通すものの意味。ほかの経絡と連絡しながら、横糸のように分枝を出す重要な経穴の意味がある。

BL12 風門（ふうもん）

取り方 第2・第3胸椎棘突起間の外方1.5寸に取る。

解剖 僧帽筋、菱形筋、脊柱起立筋、〈筋枝〉副神経、頸神経叢の枝、肩甲背神経、脊髄神経後枝、〈皮枝〉胸神経後枝、［血管］頸横動脈の枝、肋間動脈背枝

臨床 風邪の予防および治療、さらにその他の呼吸器系疾患や肩こりなど

字義 「風」は風邪、「門」は出入り口の意味。風邪の際、反応がよく表れる所の経穴、あるいは、風邪が侵入する経穴を意味する。

111

肺兪・厥陰兪・心兪・督兪・膈兪・肝兪
（はいゆ・けついんゆ・しんゆ・とくゆ・かくゆ・かんゆ）

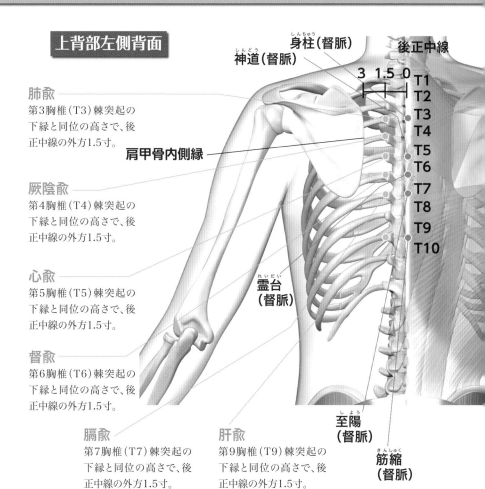

上背部左側背面

肺兪
第3胸椎（T3）棘突起の下縁と同位の高さで、後正中線の外方1.5寸。

厥陰兪
第4胸椎（T4）棘突起の下縁と同位の高さで、後正中線の外方1.5寸。

心兪
第5胸椎（T5）棘突起の下縁と同位の高さで、後正中線の外方1.5寸。

督兪
第6胸椎（T6）棘突起の下縁と同位の高さで、後正中線の外方1.5寸。

膈兪
第7胸椎（T7）棘突起の下縁と同位の高さで、後正中線の外方1.5寸。

肝兪
第9胸椎（T9）棘突起の下縁と同位の高さで、後正中線の外方1.5寸。

神道（督脈）
身柱（督脈）
後正中線
肩甲骨内側縁
霊台（督脈）
至陽（督脈）
筋縮（督脈）

3　1.5　0
T1 T2 T3 T4 T5 T6 T7 T8 T9 T10

BL13 肺兪（はいゆ）

取り方　第3・第4胸椎棘突起間、身柱（督脈）から外方1.5寸に取る。

解剖　僧帽筋、菱形筋、脊柱起立筋、〈筋枝〉副神経、頸神経叢の枝、肩甲背神経、脊髄神経後枝、〈皮枝〉胸神経後枝、[血管]頸横動脈の枝、肋間動脈背枝

臨床　呼吸器系疾患、肩背痛、肋間神経痛、かんの虫、皮膚疾患など

字義　「肺」は肺の臓器、「兪」ははこぶ、そそぐ、なおすの意味を持ち、太陰肺経の兪穴を意味し、肺疾患の反応点であり、治療点として重要な経穴である。

BL14 厥陰兪（けついんゆ）

取り方 第4・第5胸椎棘突起間の外方1.5寸に取る。

解剖 僧帽筋、菱形筋、脊柱起立筋、〈筋枝〉副神経、頸神経叢の枝、肩甲背神経、脊髄神経後枝、〈皮枝〉胸神経後枝、[血管] 頸横動脈の枝、肋間動脈背枝

臨床 心臓・呼吸器系疾患、肋間神経痛、肩こり、上歯の痛みなど

字義 厥陰心包経の兪穴を意味する。心包経の異常がよく現れる反応点であり、治療点としても重要な経穴である。

BL15 心兪（しんゆ）

取り方 第5・第6胸椎棘突起間、神道（督脈）から外方1.5寸に取る。

解剖 僧帽筋、菱形筋、脊柱起立筋、〈筋枝〉副神経、頸神経叢の枝、肩甲背神経、脊髄神経後枝、〈皮枝〉胸神経後枝、[血管] 頸横動脈の枝、肋間動脈背枝

臨床 心臓弁膜症、心悸亢進症、狭心症など心疾患、高血圧、激しい頭痛、脳溢血、目の充血・結膜炎、リウマチ、五十肩など

字義 少陰心経の兪穴を意味する。心疾患による異常がよく現れる反応点であり、治療点としても重要な経穴である。

BL16 督兪（とくゆ）

取り方 第6・第7胸椎棘突起間、霊台（督脈）から外方1.5寸に取る。

解剖 僧帽筋、脊柱起立筋、〈筋枝〉副神経、頸神経叢の枝、脊髄神経後枝、〈皮枝〉胸神経後枝、[血管] 頸横動脈の枝、肋間動脈背枝

臨床 心疾患、呼吸器系疾患、消化器系疾患など

字義 「督」はひきいる、統括する、「兪」ははこぶ、そそぐの意味で、陽の病（陽が偏盛で熱症状を呈する病態）を統括する経穴である。

BL17 膈兪（かくゆ）

取り方 第7・第8胸椎棘突起間、至陽（督脈）から外方1.5寸に取る。

解剖 僧帽筋、脊柱起立筋、広背筋、〈筋枝〉副神経、頸神経叢の枝、脊髄神経後枝、胸背神経、〈皮枝〉胸神経後枝、[血管] 肋間動脈背枝

臨床 心疾患、呼吸器系疾患、消化器系疾患（特に吐血、胃酸過多など）、つわり、寝汗、神経衰弱、ヒステリーなど

字義 「膈」は横隔膜を意味し、上焦と中焦を隔てていることから、心と肝の間に位置し、血の病を治す経穴である。

BL18 肝兪（かんゆ）

取り方 第9・第10胸椎棘突起間、筋縮（督脈）から外方1.5寸に取る。

解剖 僧帽筋、脊柱起立筋、広背筋、〈筋枝〉副神経、頸神経叢の枝、脊髄神経後枝、胸背神経、〈皮枝〉胸神経後枝、[血管] 肋間動脈背枝

臨床 肝臓疾患および眼科疾患（特に視力減退、夜盲症）、胆石症、黄疸、胃腸系の疾患、肋間神経痛、腰痛、めまい、神経衰弱、不眠症など

字義 厥陰肝経の兪穴を意味する。肝疾患による異常がよく現れる反応点であり、治療点としても重要な経穴である。

胆兪・脾兪・胃兪・三焦兪・腎兪・気海兪
<small>（たんゆ）（ひゆ）（いゆ）（さんしょうゆ）（じんゆ）（きかいゆ）</small>

背部左側背面

脊中（督脈）
中枢（督脈）
懸枢（督脈）

胆兪
第10胸椎（T10）棘突起
の下縁と同位の高さで、
後正中線の外方1.5寸。

脾兪
第11胸椎（T11）棘突起
の下縁と同位の高さで、
後正中線の外方1.5寸。

胃兪
第12胸椎（T12）棘突起
の下縁と同位の高さで、
後正中線の外方1.5寸。

三焦兪
第1腰椎（L1）棘突起の下
縁と同位の高さで、後正
中線の外方1.5寸。

T10
T11
T12
L1
L2
L3

3　1.5　0

後正中線

腎兪
第2腰椎（L2）棘突起の下
縁と同位の高さで、後正
中線の外方1.5寸。

気海兪
第3腰椎（L3）棘突起の下
縁と同位の高さで、後正
中線の外方1.5寸。

命門（督脈）

BL19 胆兪（たんゆ）

取り方　第10・第11胸椎棘突起間、中枢（督脈）から外
方1.5寸に取る。

解剖　腰背腱膜、広背筋、脊柱起立筋、〈筋枝〉胸背神経、脊髄神経後枝、
〈皮枝〉胸神経後枝、[血管] 肋間動脈背枝

臨床　胆のう疾患、胆のう炎、胆石症、黄疸、肝臓疾患、眼科疾患、
胃腸系の疾患、肋間神経痛、腰痛、めまい、神経衰弱、不眠症など

字義　少陽胆経の兪
穴を意味する。胆のう疾患による
異常がよく現れる反応点で
あり、治療点としても重要な経
穴である。

114

BL20 脾兪（ひゆ）

取り方 第11・第12胸椎棘突起間、脊中（督脈）から外方1.5寸に取る。

解剖 腰背腱膜、広背筋、脊柱起立筋、〈筋枝〉胸背神経、脊髄神経後枝、〈皮枝〉胸神経後枝、[血管] 肋間動脈背枝

臨床 消化不良、食欲不振、胃（消化器系）疾患、胆石症、黄疸、糖尿病、蓄膿症、眼科疾患など

字 義 太陰脾経の兪穴を意味する。脾・胃疾患による異常がよく現れる反応点であり、治療点としても重要な経穴である。

BL21 胃兪（いゆ）

取り方 第12胸椎・第1腰椎棘突起間から外方1.5寸に取る。

解剖 腰背腱膜、広背筋、脊柱起立筋、〈筋枝〉胸背神経、脊髄神経後枝、〈皮枝〉胸神経後枝、[血管] 肋間動脈背枝

臨床 消化不良、食欲不振、胃（消化器系）疾患、胆石症、黄疸、糖尿病、蓄膿症、眼科疾患など

字 義 陽明胃経の兪穴を意味する。胃の疾患による異常がよく現れる反応点であり、治療点としても重要な経穴である。

BL22 三焦兪（さんしょうゆ）

取り方 第1・第2腰椎棘突起間、懸枢（督脈）から外方1.5寸に取る。

解剖 腰背腱膜、脊柱起立筋、〈筋枝〉脊髄神経後枝、〈皮枝〉腰神経後枝、[血管] 腰動脈背枝

臨床 胃けいれん、消化不良、腸カタル、下痢、胆石症、腎臓疾患、糖尿病、腰痛、月経不順など

字 義 少陽三焦経の兪穴を意味する。三焦に関連した疾患による異常がよく現れる反応点であり、治療点としても重要な経穴である。

BL23 腎兪（じんゆ）

取り方 第2・第3腰椎棘突起間、命門（督脈）から外方1.5寸に取る。

解剖 腰背腱膜、脊柱起立筋、〈筋枝〉脊髄神経後枝、〈皮枝〉腰神経後枝、[血管] 腰動脈背枝

臨床 泌尿器系疾患（腎炎、腎盂炎、膀胱炎ほか）、子宮内膜炎、不妊症など

字 義 少陰腎経の兪穴を意味する。腎疾患による異常がよく現れる反応点であり、治療点としても重要な経穴である。

BL24 気海兪（きかいゆ）

取り方 第3・第4腰椎棘突起間から外方1.5寸に取る。

解剖 腰背腱膜、脊柱起立筋、〈筋枝〉脊髄神経後枝、〈皮枝〉腰神経後枝、[血管] 腰動脈背枝

臨床 腰痛、腸せん痛、痔疾、便秘、子宮疾患など

字 義 「気」は原気、エネルギー、「海」は広くて大きい、集まる、「兪」ははこぶ、そそぐ、任脈の気海と関連のある経穴で、原気が集まるところという意味である。

大腸兪・関元兪・小腸兪・膀胱兪・中膂兪

だいちょうゆ　かんげんゆ　しょうちょうゆ　ぼうこうゆ　ちゅうりょゆ

小腸兪
第1後仙骨孔と同位の高さで、正中仙骨稜の外方1.5寸。

関元兪
第5腰椎(L5)棘突起の下縁と同位の高さで、後正中線の外方1.5寸。

大腸兪
第4腰椎(L4)棘突起の下縁と同位の高さで、後正中線の外方1.5寸。

膀胱兪
第2後仙骨孔と同位の高さで、正中仙骨稜の外方1.5寸。

腰部・仙骨部背面

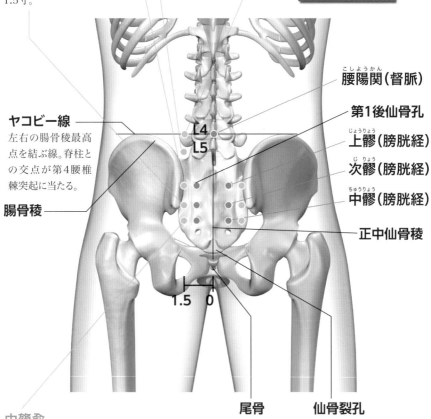

腰陽関(督脈)　こしようかん

第1後仙骨孔

上髎(膀胱経)　じょうりょう

次髎(膀胱経)　じりょう

中髎(膀胱経)　ちゅうりょう

正中仙骨稜

ヤコビー線
左右の腸骨稜最高点を結ぶ線。脊柱との交点が第4腰椎棘突起に当たる。

腸骨稜

L4
L5

1.5　0

尾骨　　仙骨裂孔

中膂兪
第3後仙骨孔と同位の高さで、正中仙骨稜の外方1.5寸。

BL25 大腸兪 (だいちょうゆ)

取り方 第4・第5腰椎棘突起間、腰陽関（督脈）から外方1.5寸に取る。

解剖 腰背腱膜、脊柱起立筋、〈筋枝〉脊髄神経後枝、〈皮枝〉腰神経後枝、[血管] 腰動脈背枝

臨床 腸カタル、下痢、便秘、痔疾、腸管出血ほか大腸疾患、皮膚疾患、腰痛、坐骨神経痛など

字義 陽明大腸経の兪穴を意味する。大腸疾患による異常がよく現れる反応点であり、治療点としても重要な経穴である。

BL26 関元兪 (かんげんゆ)

取り方 第5腰椎棘突起の下縁と同位の高さで、正中仙骨稜から外方1.5寸に取る。

解剖 腰背腱膜、仙棘筋、〈筋枝〉脊髄神経後枝、〈皮枝〉腰神経後枝、[血管] 腰動脈背枝

臨床 腰痛、腸疾患、婦人科系（特に子宮に関する）疾患など

字義 「関」はしきり、「元」は集まるもと、「兪」ははこぶ、そそぐ、任脈の関元と関連のある経穴で、先天・後天の原気が集まる重要な反応点・治療点である。

BL27 小腸兪 (しょうちょうゆ)

取り方 上髎と同位の高さで、正中仙骨稜の外方1.5寸に取る。

解剖 腰背腱膜、仙棘筋、〈筋枝〉脊髄神経後枝、〈皮枝〉中殿皮神経、[血管] 外側仙骨動脈

臨床 関節リウマチ、腸疾患、泌尿器系疾患、腰痛、坐骨神経痛、膝関節症などの下肢の疾患、婦人科系疾患など

字義 太陽小腸経の兪穴を意味する。小腸の疾患による異常がよく現れる反応点であり、治療点としても重要な経穴である。

BL28 膀胱兪 (ぼうこうゆ)

取り方 次髎と同位の高さで、正中仙骨稜の外方1.5寸に取る。

解剖 腰背腱膜、大殿筋、仙棘筋、〈筋枝〉下殿神経、脊髄神経後枝、〈皮枝〉中殿皮神経、[血管] 外側仙骨動脈

臨床 膀胱系疾患、腰痛、坐骨神経痛、下痢、便秘、子宮内膜炎など

字義 太陽膀胱経の兪穴を意味する。膀胱疾患による異常がよく現れる反応点であり、治療点としても重要な経穴である。

BL29 中膂兪 (ちゅうりょゆ)

取り方 中髎と同位の高さで、正中仙骨稜の外方1.5寸に取る。

解剖 大殿筋、〈筋枝〉下殿神経、〈皮枝〉中殿皮神経、[血管] 外側仙骨動脈

臨床 腰痛、坐骨神経痛、腸せん痛、直腸炎、膀胱カタル、糖尿病など

字義 「中」はなか、「膂」は背骨、力をささえるという意味を持つことから、脊柱を支える仙骨の両側にある筋の中の経穴という意味である。

白環兪・上髎・次髎・中髎・下髎・会陽
<small>はっかんゆ　じょうりょう　じりょう　ちゅうりょう　げりょう　えよう</small>

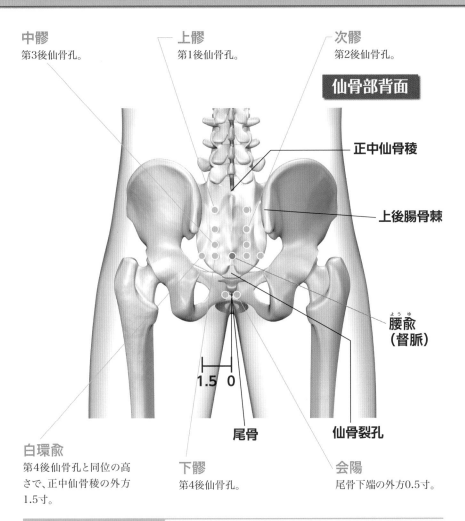

中髎
第3後仙骨孔。

上髎
第1後仙骨孔。

次髎
第2後仙骨孔。

仙骨部背面

正中仙骨稜

上後腸骨棘

腰兪
（督脈）
<small>ようゆ</small>

1.5　0

尾骨

仙骨裂孔

白環兪
第4後仙骨孔と同位の高さで、正中仙骨稜の外方1.5寸。

下髎
第4後仙骨孔。

会陽
尾骨下端の外方0.5寸。

BL30 白環兪（はっかんゆ）

取り方 殿裂の直上に仙骨裂孔を触れ、その陥凹部の腰兪（督脈）から外方1.5寸に取る。

解剖 大殿筋、〈筋枝〉下殿神経、〈皮枝〉中殿皮神経、［血管］外側仙骨動脈

臨床 脊髄性麻痺による大小便の不通、半身不随、肛門のけいれん、子宮内膜炎など

字義 「白」は明白、あきらか、「環」はめぐる、円形の輪、「兪」はそそぐ、はこぶなどの意味を持つことから、明らかに環状に陥凹している兪穴の意味である。

BL31 上髎（じょうりょう）

取り方 次髎からなで上げた際、最初に触れる陥凹部に取る。

解剖 腰背腱膜、仙棘筋、〈筋枝〉脊髄神経後枝、〈皮枝〉中殿皮神経、[血管] 外側仙骨動脈

臨床 腰痛、坐骨神経痛、リウマチ、膝関節症、生殖器系疾患、痔疾、便秘など

字義 「上」は上位、「髎」は空所の意味。八髎穴のうち最も上位にある経穴を意味する。

BL32 次髎（じりょう）

取り方 上後腸骨棘の下縁と同位の高さで、上後腸骨棘と正中仙骨稜のほぼ中央に取る。

解剖 腰背腱膜、仙棘筋、〈筋枝〉脊髄神経後枝、〈皮枝〉中殿皮神経、[血管] 外側仙骨動脈

臨床 坐骨神経痛ならびに麻痺、泌尿・生殖器系疾患全般、リウマチ、半身不随、直腸炎、痔疾、脱肛など

字義 上髎の次にある経穴という意味である。

BL33 中髎（ちゅうりょう）

取り方 次髎からなで下ろした際、最初に触れる陥凹部に取る。

解剖 腰背腱膜、仙棘筋、〈筋枝〉脊髄神経後枝、〈皮枝〉中殿皮神経、[血管] 外側仙骨動脈

臨床 次髎の補助穴。膀胱カタル、直腸炎、痔疾、大腸炎による裏急後重（しぶり腹）や痔疾の痛みなど

字義 次髎の次にある経穴の意味である。

BL34 下髎（げりょう）

取り方 次髎からなで下ろした際、2つ目に触れる陥凹部に取る。腰兪（督脈）と同位の高さで外方にある。

解剖 腰背腱膜、仙棘筋、〈筋枝〉脊髄神経後枝、〈皮枝〉中殿皮神経、[血管] 外側仙骨動脈

臨床 尿道炎、膀胱炎、痔疾、陰萎症、遺精症など

字義 八髎穴のうち最も下位にある経穴という意味である。

BL35 会陽（えよう）

取り方 尾骨下端の外方0.5寸の陥凹部に取る。

解剖 大殿筋、〈筋枝〉下殿神経、〈皮枝〉会陰神経（陰部神経の枝）、[血管] 下直腸動脈

臨床 痔核、出血、脱肛などの痔疾患

字義 「会」は会するの意味を持ち、「陽」はここでは督脈を指しており、膀胱経と督脈が合するところにある経穴を意味する。

119

承扶・殷門・浮郄・委陽・委中・附分

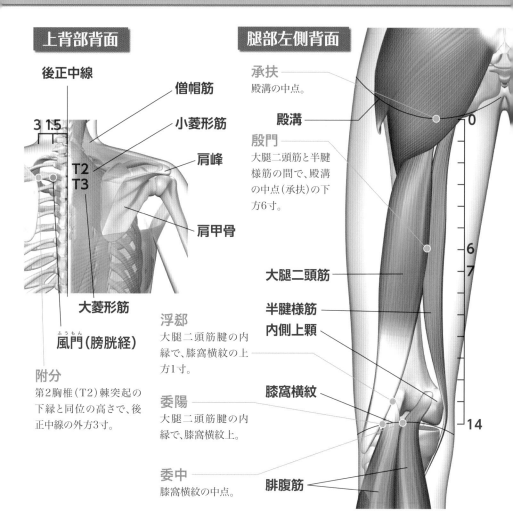

上背部背面

後正中線
僧帽筋
小菱形筋
肩峰
肩甲骨
大菱形筋
風門（膀胱経）

3 1.5
T2
T3

附分
第2胸椎（T2）棘突起の下縁と同位の高さで、後正中線の外方3寸。

腿部左側背面

承扶
殿溝の中点。

殿溝

殷門
大腿二頭筋と半腱様筋の間で、殿溝の中点（承扶）の下方6寸。

大腿二頭筋
半腱様筋
内側上顆

浮郄
大腿二頭筋腱の内縁で、膝窩横紋の上方1寸。

委陽
大腿二頭筋腱の内縁で、膝窩横紋上。

膝窩横紋

委中
膝窩横紋の中点。

腓腹筋

0
6
7
14

BL36 承扶（しょうふ）

取り方　坐骨結節と大転子との中線と殿溝との交点に取る。

解剖　大殿筋、大腿二頭筋長頭、〈筋枝〉下殿神経、脛骨神経、〈皮枝〉後大腿皮神経、［血管］下殿動脈　※深部に坐骨神経が通る

臨床　坐骨神経痛、股関節炎、腰背痛など

字義　「承」はうける、「扶」はたすけるの意味を持ち、大腿の疾患を主治する経穴であることを意味する。

120

BL37 殷門(いんもん)

取り方 承扶と委中を結んだ線の中間から上方1寸で、大腿二頭筋と半腱様筋の間に取る。

解剖 半腱様筋、大腿二頭筋長頭、〈筋枝〉脛骨神経、〈皮枝〉後大腿皮神経、[血管] 貫通動脈 ※深部に坐骨神経が通る

臨床 坐骨神経痛、大腿部の炎症性疾患、腰背痛など

字 義 「殷」はさかん、真ん中、うちひびく、「門」は出入りするところを意味する。大腿後側の中央にある、よくひびく経穴という意味である。

BL38 浮郄(ふげき)

取り方 委陽の上方1寸で、大腿二頭筋腱の内側縁に取る。

解剖 大腿二頭筋長頭、大腿二頭筋短頭、〈筋枝〉脛骨神経、総腓骨神経、〈皮枝〉後大腿皮神経、[血管] 貫通動脈 ※深部に総腓骨神経が通る

臨床 外側大腿皮神経痛、腓骨神経痛、膝関節症など

字 義 「浮」は虚であって実でないもの、「郄」はすきまを意味する。間隙に位置して、虚の良好な反応を示す経穴という意味である。

BL39 委陽(いよう)

取り方 膝窩横紋上で、大腿二頭筋腱の内縁に取る。

解剖 大腿二頭筋長頭、大腿二頭筋短頭、腓腹筋(外側頭)、〈筋枝〉脛骨神経、総腓骨神経、〈皮枝〉後大腿皮神経、[血管] 外側上膝動脈 ※深部に総腓骨神経が通る

臨床 腓骨神経痛、膝関節症、半身不随など

字 義 「委」はまかせる、まがるの意味があり、ここでは膝窩を指す。またここでの「陽」は外側の意味で用いられており、膝窩の外側部にある経穴という意味である。

BL40 委中(いちゅう)

取り方 膝を屈したときにできる横紋の中央で、膝窩動脈の拍動部に取る。

解剖 〈皮枝〉後大腿皮神経、[血管] 膝窩動脈 ※深部に脛骨神経が通る

臨床 腰背痛、坐骨神経痛、膝関節症、関節リウマチ、鼻出血、頭痛、高血圧、脳溢血など

字 義 「委」はまかせる、まがるの意味があり、ここでは膝窩を指す。「中」は中央、つまり、膝窩の中央にある経穴という意味である。

BL41 附分(ふぶん)

取り方 第2・第3胸椎棘突起間から外方3寸に取る。

解剖 僧帽筋、菱形筋、腸肋筋(腱)、〈筋枝〉副神経、頸神経叢の枝、肩甲背神経、脊髄神経後枝、〈皮枝〉胸神経後枝、[血管] 頸横動脈

臨床 肩背痛、上腕神経痛、風邪による項強(うなじのこわばり)など

字 義 「附」はくっつく、くわえる、「分」はわける、わかれるの意味を持つ。小腸経と連絡して上肢の痛みに反応し、効果を発揮する経穴という意味である。

魄戸・膏肓・神堂・譩譆・膈関

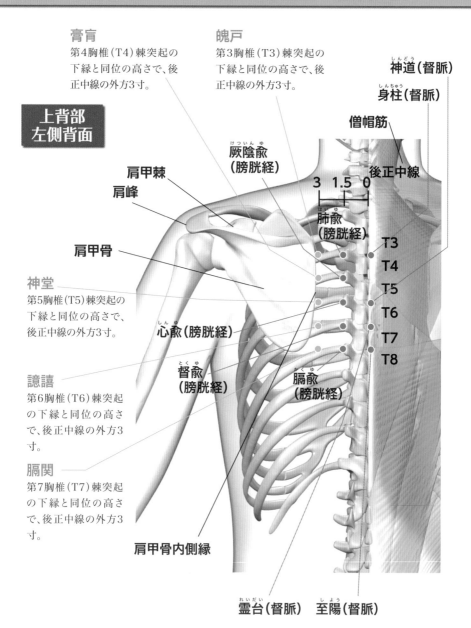

膏肓
第4胸椎（T4）棘突起の下縁と同位の高さで、後正中線の外方3寸。

魄戸
第3胸椎（T3）棘突起の下縁と同位の高さで、後正中線の外方3寸。

神道（督脈）

身柱（督脈）

僧帽筋

上背部
左側背面

厥陰兪
（膀胱経）

肩甲棘

肩峰

後正中線

3　1.5　0

肺兪
（膀胱経）

T3

T4

肩甲骨

T5

神堂
第5胸椎（T5）棘突起の下縁と同位の高さで、後正中線の外方3寸。

心兪（膀胱経）

T6

T7

T8

譩譆
第6胸椎（T6）棘突起の下縁と同位の高さで、後正中線の外方3寸。

督兪
（膀胱経）

膈兪
（膀胱経）

膈関
第7胸椎（T7）棘突起の下縁と同位の高さで、後正中線の外方3寸。

肩甲骨内側縁

霊台（督脈）　至陽（督脈）

BL42 魄戸（はっこ）

取り方 第3・第4胸椎棘突起間から外方3寸に取る。

解剖 僧帽筋、菱形筋、腸肋筋（腱）、〈筋枝〉副神経、頚神経叢の枝、肩甲背神経、脊髄神経後枝、〈皮枝〉胸神経後枝、[血管] 頚横動脈

臨床 肺尖カタル、喘息などの呼吸器系疾患、肩背痛、フリクテン性結膜炎など

字義 「魄」はたましいの意味を持ち、五臓色体表の五精では肺に属し、肺の生気を表している。「戸」は出入口を意味し、肺の生気の出入口にある経穴という意味である。

BL43 膏肓（こうこう）

取り方 第4・第5胸椎棘突起間から外方3寸に取る。

解剖 僧帽筋、菱形筋、腸肋筋（腱）、〈筋枝〉副神経、頚神経叢の枝、肩甲背神経、脊髄神経後枝、〈皮枝〉胸神経後枝、[血管] 頚横動脈

臨床 呼吸器系疾患、心疾患、消化器系疾患、肋間神経痛、肩こり、五十肩など

字義 「膏」はあぶら、肥える、胸の下方、心臓の下部、「肓」は胸部と腹部の間にある薄い膜を意味し、胸と心臓の下部、つまり横隔膜の上で胸郭の前半部を指し、肺、心臓、胸膜の病を総括した意味となる。膏と肓の間は非常に治療が困難な部分で、不治の病になることを「病膏肓に入る」ともいう。

BL44 神堂（しんどう）

取り方 第5・第6胸椎棘突起間から外方3寸に取る。

解剖 僧帽筋、菱形筋、腸肋筋（腱）、〈筋枝〉副神経、頚神経叢の枝、肩甲背神経、脊髄神経後枝、〈皮枝〉胸神経後枝、[血管] 頚横動脈

臨床 呼吸器系疾患、心疾患、消化器系疾患、肋間神経痛、肩こり、五十肩など

字義 「神」は精神、こころを意味し、五臓色体表の五精では心に属する。また、「堂」は人が集まる高い建物の意味がある。心臓に宿る生気が集まるところにある経穴という意味である。

BL45 譩譆（いき）

取り方 第6・第7胸椎棘突起間から外方3寸に取る。

解剖 菱形筋、腸肋筋（腱）〈筋枝〉肩甲背神経、脊髄神経後枝、〈皮枝〉胸神経後枝、[血管] 頚横動脈深枝　※聴診三角（広背筋上縁、肩甲骨内側縁、僧帽筋外側縁の三辺を結ぶ三角形）に当たる

臨床 肋間神経痛、腰痛、寝汗など

字義 「譩」はおくび（げっぷ）、「譆」はなげきかなしむ、苦痛のための叫び声の意味がある。治療することでおくびが出て痛みやつかえが取れ、気分が良好になる経穴という意味である。

BL46 膈関（かくかん）

取り方 第7・第8胸椎棘突起間から外方3寸に取る。

解剖 広背筋、腸肋筋（腱）、〈筋枝〉胸背神経、脊髄神経後枝、〈皮枝〉胸神経後枝、[血管] 肋間動脈背枝

臨床 消化器系疾患（食道狭窄、胃噴門部の疾患、胃下垂など）

字義 「膈」は横隔膜や胸膜、「関」はしきりを意味する。膈の証（飲食物が胃に通らない症状・疾患）の治療について重要な経穴という意味である。

魂門・陽綱・意舎・胃倉・肓門

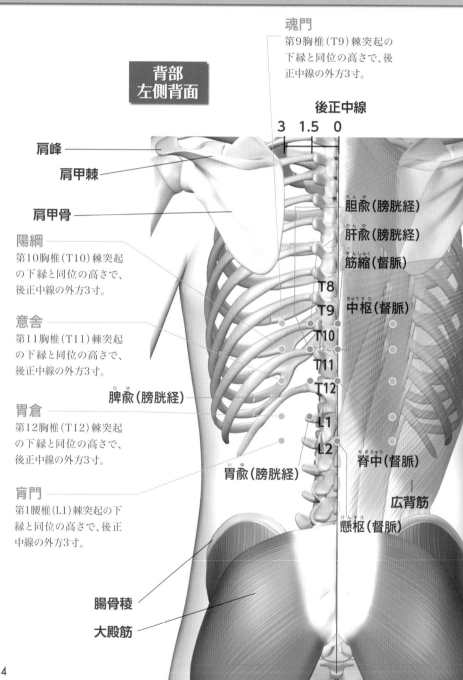

**背部
左側背面**

魂門
第9胸椎（T9）棘突起の
下縁と同位の高さで、後
正中線の外方3寸。

後正中線

3　1.5　0

肩峰

肩甲棘

肩甲骨

陽綱
第10胸椎（T10）棘突起
の下縁と同位の高さで、
後正中線の外方3寸。

意舎
第11胸椎（T11）棘突起
の下縁と同位の高さで、
後正中線の外方3寸。

脾兪（膀胱経）

胃倉
第12胸椎（T12）棘突起
の下縁と同位の高さで、
後正中線の外方3寸。

肓門
第1腰椎（L1）棘突起の下
縁と同位の高さで、後正
中線の外方3寸。

胆兪（膀胱経）

肝兪（膀胱経）

筋縮（督脈）

T8

T9　中枢（督脈）

T10

T11

T12

L1

L2　脊中（督脈）

胃兪（膀胱経）

広背筋

懸枢（督脈）

腸骨稜

大殿筋

124

BL47 魂門 (こんもん)

取り方 ▶ 第9・第10胸椎棘突起間から外方3寸に取る。

解剖 広背筋、腸肋筋（腱）、〈筋枝〉胸背神経、脊髄神経後枝、〈皮枝〉胸神経後枝、[血管] 肋間動脈背枝

臨床 肋間神経痛、肝疾患など

字義 ▶ 「魂」はたましいの意味を持ち、五臓色体表の五精では肝に属す。「門」は出入口、肝臓に出入りするところを意味し、肝疾患の治療に関係する経穴という意味である。

BL48 陽綱 (ようこう)

取り方 ▶ 第10・第11胸椎棘突起間から外方3寸に取る。

解剖 広背筋、腸肋筋（腱）、〈筋枝〉胸背神経、脊髄神経後枝、〈皮枝〉胸神経後枝、[血管] 肋間動脈背枝

臨床 肋間神経痛、肝疾患、胃けいれん、胆石症など

字義 ▶ 「陽」は陽の部分、「綱」はつな、しめくくるの意味を持つ。膀胱経の陽病にとって重要な反応点・治療点（経穴）という意味である。

BL49 意舎 (いしゃ)

取り方 ▶ 第11・第12胸椎棘突起間から外方3寸に取る。

解剖 広背筋、腸肋筋（腱）、〈筋枝〉胸背神経、脊髄神経後枝、〈皮枝〉胸神経後枝、[血管] 肋間動脈背枝

臨床 胃けいれん、胃潰瘍、胃腸カタル、黄疸、胆石症など

字義 ▶ 「意」は思うの意味があり、五臓色体表の五精では脾に属す。「舎」はやど、やどるの意味で、脾の精気が宿る所であり、脾臓疾患にかかわる経穴という意味である。

BL50 胃倉 (いそう)

取り方 ▶ 第12胸椎・第1腰椎棘突起間から外方3寸に取る。

解剖 広背筋、腸肋筋（腱）、〈筋枝〉胸背神経、脊髄神経後枝、〈皮枝〉胸神経後枝、[血管] 肋間動脈背枝

臨床 胃けいれん、胆石症など消化器系の腹痛

字義 ▶ 「胃」は大倉、「倉」は穀物を蔵する建物の意味。穀物の容器、すなわち胃のことであり、胃の疾患を主治する経穴という意味である。

BL51 肓門 (こうもん)

取り方 ▶ 第1・第2腰椎棘突起間から外方3寸に取る。

解剖 広背筋、脊柱起立筋、〈筋枝〉胸背神経、脊髄神経後枝、〈皮枝〉腰神経後枝、[血管] 腰動脈背枝

臨床 胃腸に関する疾患（胃けいれん、胃カタル、十二指腸潰瘍、便秘ほか）、腎疾患（腎炎）など

字義 ▶ 「肓」は横隔膜の上の薄膜で、鍼や薬の効果が届きづらい所、「門」は出入り口を意味する。横隔膜上部の疾患が現れる反応点であり、治療点としても重要な経穴という意味である。

志室・胞肓・秩辺・合陽・承筋

合陽
下腿部後面の腓腹筋外側頭と
内側頭の間で、膝窩横紋の下
方2寸。

承筋
下腿部後面、腓腹筋外側頭と内側頭の
間で、膝窩横紋の下方5寸。

志室
第2腰椎(L2)棘突起の下
縁と同位の高さで、後正
中線の外方3寸。

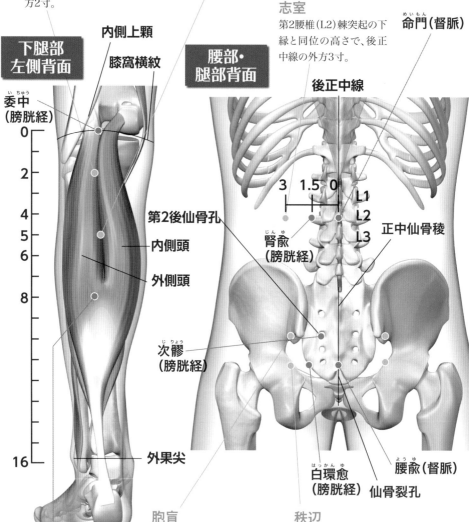

**下腿部
左側背面**

内側上顆

膝窩横紋

委中
(膀胱経)

0
2
4
5
6
8

16

第2後仙骨孔

内側頭

外側頭

外果尖

承山(膀胱経)

**腰部・
腿部背面**

後正中線

命門(督脈)

3　1.5　0

L1
L2
L3

腎兪
(膀胱経)

正中仙骨稜

次髎
(膀胱経)

白環兪
(膀胱経)

仙骨裂孔

腰兪(督脈)

胞肓
第2後仙骨孔と同位の高さで、
正中仙骨稜の外方3寸。

秩辺
第4後仙骨孔と同位の高さで、
正中仙骨稜の外方3寸。

126

BL52 志室（ししつ）

取り方 第2・第3腰椎棘突起間から外方3寸に取る。

解剖 広背筋、脊柱起立筋、〈筋枝〉胸背神経、脊髄神経後枝、〈皮枝〉腰神経後枝、[血管] 腰動脈背枝

臨床 腰痛、生殖器系疾患など

字 義 「志」はこころざしの意味を持ち、五臓色体表の五精では腎に属する。「室」はへや、やどるを意味する。腎臓の生気が宿る重要な経穴という意味である。

BL53 胞肓（ほうこう）

取り方 次髎と同位の高さで、正中仙骨稜の外方3寸に取る。

解剖 大殿筋、中殿筋、〈筋枝〉下殿神経、上殿神経、〈皮枝〉中殿皮神経、上殿皮神経、仙骨神経後枝、[血管] 上殿動脈、下殿動脈

臨床 腰痛、坐骨神経痛、上殿神経痛、尿閉、便秘など

字 義 「胞」は子宮、精巣、「肓」は重要を意味し、子宮や精巣疾患に効果を発揮する重要な経穴という意味である。

BL54 秩辺（ちっぺん）

取り方 殿裂の直上に仙骨裂孔を触れ、その陥凹部の腰兪（督脈）から外方3寸に取る。

解剖 大殿筋、中殿筋、〈筋枝〉下殿神経、上殿神経、〈皮枝〉中殿皮神経、上殿皮神経、仙骨神経後枝、[血管] 上殿動脈、下殿動脈

臨床 直腸炎や裏急後重（しぶり腹）、痔疾など

字 義 「秩」はつみかさねる、稲の束を積む形、「辺」はあたり、ほとりの意味を持つ。本穴から膀胱経が迂回するため、左右の経絡を合わせると、稲の束を積み上げたような形状になることからつけられた経穴名であるといわれている。

BL55 合陽（ごうよう）

取り方 委中と承山を結ぶ線上で、委中の下方2寸に取る。

解剖 腓腹筋、〈筋枝〉脛骨神経、〈皮枝〉内側腓腹皮神経、[血管] 後脛骨動脈

臨床 腰背痛、下腿部のけいれん、子宮出血、精巣炎など

字 義 「陽」が「合」するという意味であり、秩辺から下行した分枝が、本穴で本経に合するところからきた経穴名である。

BL56 承筋（しょうきん）

取り方 委中と承山を結ぶ線の中間から下方1寸に取る。

解剖 腓腹筋、〈筋枝〉脛骨神経、〈皮枝〉内側腓腹皮神経、[血管] 後脛骨動脈

臨床 転筋（こむらがえり）、腰背痛など

字 義 「承」はうけたまわる、うける、「筋」はすじ、筋肉を意味する。筋を受ける、すなわち転筋（こむらがえり）を主に治す経穴という意味である。

承山・飛揚・跗陽・崑崙・僕参

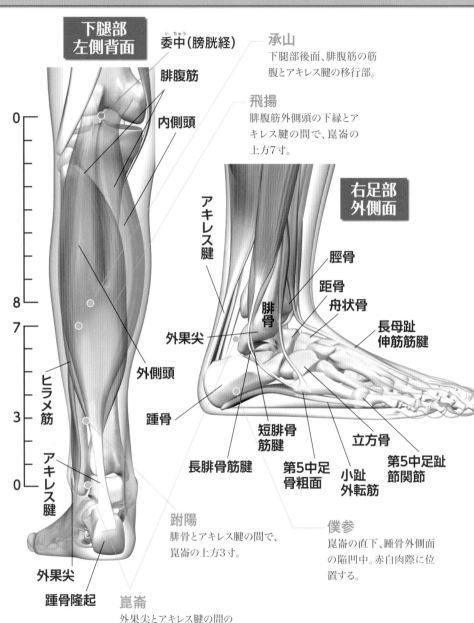

下腿部 左側背面

委中（膀胱経）

腓腹筋

内側頭

承山
下腿部後面、腓腹筋の筋腹とアキレス腱の移行部。

飛揚
腓腹筋外側頭の下縁とアキレス腱の間で、崑崙の上方7寸。

右足部 外側面

アキレス腱

外果尖

外側頭

踵骨

ヒラメ筋

アキレス腱

脛骨

距骨
舟状骨

腓骨

長母趾伸筋筋腱

短腓骨筋腱

長腓骨筋腱

立方骨

小趾外転筋

第5中足骨粗面

第5中足趾節関節

跗陽
腓骨とアキレス腱の間で、崑崙の上方3寸。

僕参
崑崙の直下、踵骨外側面の陥凹中。赤白肉際に位置する。

外果尖

踵骨隆起

崑崙
外果尖とアキレス腱の間の陥凹部。

128

BL57 承山（しょうざん）

取り方 アキレス腱の後面をなで上げた際、指が止まるところ（委中の下方8寸）に取る。

解剖 腓腹筋、アキレス腱、〈筋枝〉脛骨神経、〈皮枝〉内側腓腹皮神経、[血管] 後脛骨動脈

臨床 脛骨神経痛、足根痛、転筋（こむらがえり）など

字義 「承」はうける、「山」はここでは腓腹筋の筋腹を指し、腓腹筋の高まりの下にある経穴という意味である。

BL58 飛揚（ひよう）

取り方 承山の外側下方1寸で、腓腹筋外側頭の下縁とアキレス腱の間に取る。

解剖 腓腹筋、ヒラメ筋、アキレス腱、〈筋枝〉脛骨神経、〈皮枝〉外側腓腹皮神経、[血管] 腓骨動脈

臨床 坐骨神経痛、脚気、めまい、小児のけいれんなど

字義 「飛」はとぶ、はねあがる、高い、「揚」は膀胱経あるいは下腿外側を意味する。膀胱経の本経が承山から高く跳ね上がった下腿外側部に位置する、膀胱経の陽証の治療に用いる経穴という意味である。

BL59 跗陽（ふよう）

取り方 崑崙の上方3寸で、短腓骨筋腱とアキレス腱の間に取る。

解剖 短腓骨筋、ヒラメ筋、アキレス腱、〈筋枝〉浅腓骨神経、脛骨神経、〈皮枝〉腓腹神経、[血管] 腓骨動脈

臨床 坐骨神経痛、足関節炎およびリウマチ、下肢のけいれんおよび麻痺、足根痛など

字義 「跗」は土が盛り上がって高くなっているところ（ここでは足背を指す）、「陽」は陽病を意味する。足背の病に効果がある経穴という意味である。

BL60 崑崙（こんろん）

取り方 外果尖とアキレス腱の間の陥凹中に取る。

解剖 アキレス腱、〈皮枝〉腓腹神経、[血管] 腓骨動脈

臨床 坐骨神経痛、足関節炎およびリウマチ、足背痛、脚気、鶏鳴性下痢（明け方の一番気温が下がる〈鶏が鳴くころ〉ときに起きる下痢）など

字義 崑崙とは中国の西方に位置する霊山のことで、ここでは腓骨を崑崙山脈に見立て、そのふもとにある経穴という意味である。

BL61 僕参（ぼくしん）

取り方 外果尖の後下方、踵骨隆起の前下方、足背と足底の境目に取る。

解剖 〈皮枝〉外側踵骨枝（腓腹神経の枝）、[血管] 踵骨枝（腓骨動脈の枝）

臨床 腱鞘炎（アキレス腱）、足根痛、足関節炎およびリウマチなど

字義 「僕」はしもべ、したがう、「参」はまいる、みちすじを意味する。崑崙に参る道すじにある経穴という意味である。

申脈·金門·京骨·束骨·足通谷·至陰

<small>しんみゃく　きんもん　けいこつ　そっこつ　あしつうこく　しいん</small>

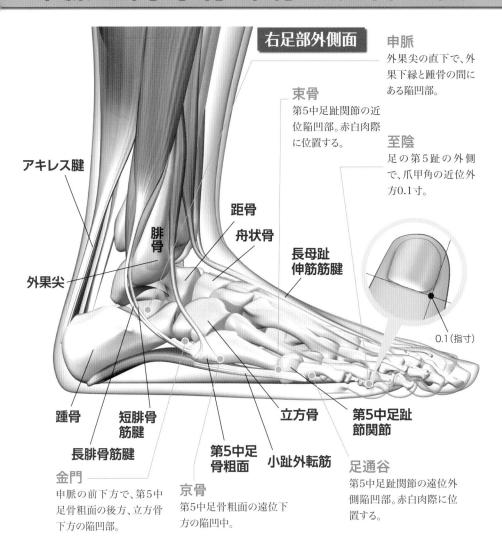

右足部外側面

申脈
外果尖の直下で、外果下縁と踵骨の間にある陥凹部。

束骨
第5中足趾関節の近位陥凹部。赤白肉際に位置する。

至陰
足の第5趾の外側で、爪甲角の近位外方0.1寸。

アキレス腱

距骨

舟状骨

腓骨

長母趾伸筋筋腱

外果尖

0.1（指寸）

踵骨

短腓骨筋腱

長腓骨筋腱

第5中足骨粗面

立方骨

小趾外転筋

第5中足趾節関節

金門
申脈の前下方で、第5中足骨粗面の後方、立方骨下方の陥凹部。

京骨
第5中足骨粗面の遠位下方の陥凹中。

足通谷
第5中足趾関節の遠位外側陥凹部。赤白肉際に位置する。

BL62 申脈（しんみゃく）

取り方 　外果尖の直下、長腓骨筋腱の上縁に取る。

解剖 　長腓骨筋（腱）、短腓骨筋（腱）、〈筋枝〉浅腓骨神経、〈皮枝〉外側足背皮神経、［血管］外果動脈網（腓骨動脈の枝）

臨床 　足関節の炎症、捻挫など

字義 　「申」はもうす、あきらか、「脈」は経脈を意味する。外果の下方でず脈をはっきり触れるところにある経穴を意味する。

BL63 金門（きんもん）

取り方 踵骨外面の下縁を指で後方から前方になでた際、指が止まるところに取る。

解剖 長腓骨筋（腱）、短腓骨筋（腱）、〈筋枝〉浅腓骨神経、〈皮枝〉外側足背皮神経、[血管] 外果動脈網（外側足根動脈の枝）

臨床 頭痛、てんかん、脱腸、転筋（こむらがえり）、小児のけいれん、坐骨神経痛、足背痛など

字 義 「金」は重要、「門」は出入口を意味する。膀胱経の郄穴として、急性の症状に対し重要な反応点・治療点であることを意味する。

BL64 京骨（けいこつ）

取り方 第5中足骨粗面の前縁で、足背と足底の皮膚の境目に取る。

解剖 小指外転筋、〈筋枝〉外側足底神経、〈皮枝〉外側足背皮神経、[血管] 外側足根動脈の枝

臨床 足背痛、足底痛など

字 義 京骨は現在の第5中足骨を意味する。本穴はその部にあり、原穴として重要な経穴という意味である。

BL65 束骨（そっこつ）

取り方 第5中足骨の外縁を指で後方から前方へなでた際、指が止まるところに取る。

解剖 小指外転筋、短腓骨筋、〈筋枝〉外側足底神経（脛骨神経）、浅腓骨神経、〈皮枝〉外側足背皮神経（腓腹神経の枝）、浅腓骨神経、[血管] 背側指動脈

臨床 高血圧、脳溢血、ただれ目、涙管閉塞、腰痛、腓骨神経痛、足の小指麻痺など

字 義 束骨の経穴名の由来は明らかでない。ただし、本穴の別名「刺骨」については、この部分の骨際に鍼を刺して治療効果が上がる経穴という意味である。

BL66 足通谷（あしつうこく）

取り方 第5中足指節関節の遠位外側にある陥凹部に取る。

解剖 〈皮枝〉外側足背皮神経（腓腹神経の枝）、浅腓骨神経、[血管] 背側指動脈

臨床 足の小指麻痺など

字 義 経脈が流れ通るところにある経穴という意味である。

BL67 至陰（しいん）

取り方 足の第5趾で爪甲外側縁の垂線と爪甲基底部の水平線の交点に取る。

解剖 〈皮枝〉外側足背皮神経（腓腹神経の枝）、[血管] 背側指動脈

臨床 難産の名灸穴。胎児の位置不良（右の至陰）、感冒による肋間神経痛や側胸痛、鼻孔閉塞、目の充血など

字 義 「至」はいたる、「陰」は少陰腎経を指しており、この場所から脈気が分かれ、少陰腎経の湧泉に至るところにある経穴という意味である。

8 足の少陰腎経

膀胱経の脈気を受けて、足の第5指の下から起こり足の裏を通って、内果より下腿後内側を上がって膝窩内端（陰谷穴）に入る。太腿内側を上行し長強穴に交わり、恥骨上縁に行き、腹部を上行し、肓兪穴から腎に帰属し下がって開元穴、中極穴の部で膀胱をまとう。1枝は腎より腹部正中線の傍らを上がり、肝、横隔膜を貫いて肺に入り、気管、喉頭、舌根へ行く。別の1枝は肺から心の臓をまとい胸中に注ぐ。

湧泉・然谷・太渓・大鍾・水泉・照海 ➡P.134
復溜・交信・築賓・陰谷・横骨・大赫 ➡P.136
気穴・四満・中注・肓兪・商曲 ➡P.138
石関・陰都・腹通谷・幽門・歩廊 ➡P.140
神封・霊墟・神蔵・彧中・兪府 ➡P.142

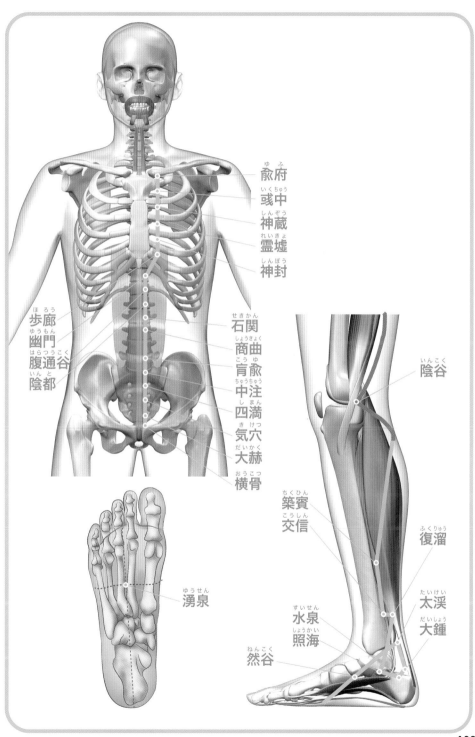

俞府
いくちゅう
彧中
しんぞう
神蔵
れいきょ
霊墟
しんぽう
神封

ほろう
歩廊
ゆうもん
幽門
はらつうこく
腹通谷
いんと
陰都

せきかん
石関
しょうきょく
商曲
こうゆ
肓俞
ちゅうちゅう
中注
しまん
四満
きけつ
気穴
だいかく
大赫
おうこつ
横骨

ゆうせん
湧泉

いんこく
陰谷

ちくひん
築賓
こうしん
交信

ふくりゅう
復溜

すいせん
水泉
しょうかい
照海

ねんこく
然谷

たいけい
太渓

だいしょう
大鍾

133

湧泉・然谷・太渓・大鍾・水泉・照海

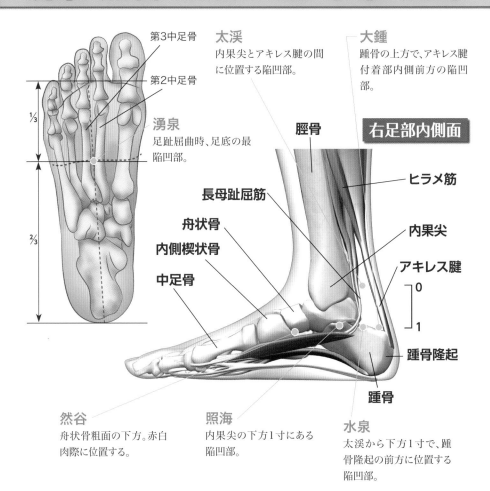

第3中足骨

第2中足骨

太渓
内果尖とアキレス腱の間に位置する陥凹部。

大鍾
踵骨の上方で、アキレス腱付着部内側前方の陥凹部。

湧泉
足趾屈曲時、足底の最陥凹部。

脛骨

右足部内側面

長母趾屈筋

ヒラメ筋

舟状骨

内果尖

内側楔状骨

アキレス腱

中足骨

0

1

踵骨隆起

踵骨

然谷
舟状骨粗面の下方。赤白肉際に位置する。

照海
内果尖の下方1寸にある陥凹部。

水泉
太渓から下方1寸で、踵骨隆起の前方に位置する陥凹部。

KI1 湧泉（ゆうせん）

取り方 足趾を曲げたとき、足底部で第2・第3指の間のみずかきと踵を結ぶ線上で、みずかきから⅓に取る。

解剖 足底腱膜、短指屈筋、〈筋枝〉内側足底神経、〈皮枝〉内側足底神経、[血管] 底側中足動脈

臨床 腎疾患（急性・慢性腎炎、浮腫）、心疾患、動脈硬化、高血圧、めまい、扁桃炎、下肢の麻痺、足底痛、生殖器系疾患による下腹部の冷感・熱感・しこりなど

字義 「湧」はわく、自然に水がわくなど、「泉」はいずみ、みなもとなどの意味であることから、腎経の脈気が湧き出て始まるところを意味する。

KI2 然谷 (ねんこく)

取り方 内果の前下方で、舟状骨の尖ったところの下、内側楔状骨との間の陥凹部に取る。

解剖 後脛骨筋（腱）、母指外転筋、〈筋枝〉脛骨神経、内側足底神経、〈皮枝〉内側足底神経、[血管] 内側足底動脈

臨床 咽喉痛、扁桃炎、膀胱炎、足底痛など

KI3 太渓 (たいけい)

取り方 内果尖とアキレス腱の間で、後脛骨動脈拍動部に取る。

解剖 長趾屈筋（腱）、アキレス腱、〈筋枝〉脛骨神経、〈皮枝〉伏在神経、[血管] 後脛骨動脈

臨床 腎炎、萎縮腎など腎疾患、扁桃炎、中耳炎、足関節炎およびリウマチなど

KI4 大鍾 (だいしょう)

取り方 太渓の下方で踵骨上際、アキレス腱の前方陥凹部に取る。

解剖 アキレス腱、〈皮枝〉伏在神経、[血管] 後脛骨動脈

臨床 咽喉痛、腰痛、脛骨神経痛など

KI5 水泉 (すいせん)

取り方 太渓より下方に引いた線と照海より後方に引いた線との交点部で、踵骨隆起前方の陥凹部に取る。

解剖 〈皮枝〉伏在神経、内側踵骨枝（脛骨神経の枝）、[血管] 踵骨枝（後脛骨動脈の枝）

臨床 月経不順や子宮けいれん・出血などの婦人科系疾患、膀胱けいれん、踵骨痛など

KI6 照海 (しょうかい)

取り方 内果尖の下方1寸、踵骨上縁で陥凹部に取る。

解剖 後脛骨筋（腱）、長趾屈筋（腱）、〈筋枝〉脛骨神経、〈皮枝〉伏在神経、[血管] 後脛骨動脈

臨床 婦人科系疾患（特に月経不順、子宮内膜炎）など

復溜・交信・築賓・陰谷・横骨・大赫

ふくりゅう　こうしん　ちくひん　いんこく　おうこつ　だいかく

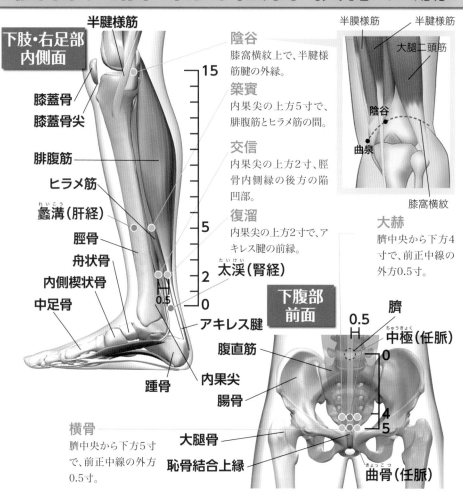

半腱様筋

**下肢・右足部
内側面**

膝蓋骨
膝蓋骨尖

腓腹筋

ヒラメ筋

蠡溝(肝経)
れいこう

脛骨

舟状骨

内側楔状骨

中足骨

踵骨

陰谷
膝窩横紋上で、半腱様
筋腱の外縁。

築賓
内果尖の上方5寸で、
腓腹筋とヒラメ筋の間。

交信
内果尖の上方2寸、脛
骨内側縁の後方の陥
凹部。

復溜
内果尖の上方2寸で、ア
キレス腱の前縁。

太渓(腎経)
たいけい

アキレス腱

腹直筋

内果尖

腸骨

横骨
臍中央から下方5寸
で、前正中線の外方
0.5寸。

大腿骨

恥骨結合上縁

15

5

2

0.5

0

半膜様筋　　**半腱様筋**

大腿二頭筋

陰谷

曲泉

膝窩横紋

大赫
臍中央から下方4
寸で、前正中線の
外方0.5寸。

**下腹部
前面**

臍

0.5

中極(任脈)
ちゅうきょく

0

4
5

曲骨(任脈)
きょっこつ

KI7 復溜 (ふくりゅう)

取り方 太渓から上方2寸で、アキレス腱と長趾屈筋の
間に取る。交信と同位の高さで、後方0.5寸。

解剖 長母趾屈筋、長趾屈筋、ヒラメ筋、アキレス腱、〈筋枝〉脛骨神経、
〈皮枝〉伏在神経、[血管] 後脛骨動脈

臨床 腎虚証 (特に婦人病や精力減退などの生殖器系疾患や泌尿器系
疾患)、心疾患、高血圧、脳血管疾患、腰痛、脚気、耳鼻科系疾患など

字義 「復」は重なる、
「溜」はたまるなどの意味があ
り、腎経の病変が、邪気として
重なり合い、とどまる反応点を
意味する。

KI8 交信（こうしん）

取り方 復溜と脛骨内縁後際の間に取る。復溜と同位の高さで、前方0.5寸。

解剖 後脛骨筋、長指屈筋、〈筋枝〉脛骨神経、〈皮枝〉伏在神経、［血管］後脛骨動脈

臨床 腎虚証（特に婦人病や精力減退などの生殖器系疾患や泌尿器系疾患）、心疾患、高血圧、脳血管疾患、腰痛、脚気、耳鼻科系疾患など

字義 「交」はまじわる、つきあう、互いに取りかえる、「信」はまこと、おとずれ、たよりなどを意味する。腎経と奇経の陰蹻脈とが交叉し、脈気が訪れる経穴という意味である。

KI9 築賓（ちくひん）

取り方 太渓（腎経）と陰谷を結ぶ線上で、太渓から⅓のところで腓腹筋とヒラメ筋との間に取る。蠡溝（肝経）と同位の高さ。

解剖 ヒラメ筋、腓腹筋、アキレス腱、〈筋枝〉脛骨神経、〈皮枝〉伏在神経、［血管］後脛骨動脈

臨床 解毒、腓腹筋けいれん、脚気など

字義 「築」はきずく、きねで土を打ちかためる、「賓」はうやまいもてなす、みちびくなどを意味する。腓腹筋の分肉の間に腎経の経脈を導く経穴という意味である。

KI10 陰谷（いんこく）

取り方 膝を曲げたときにできる膝窩横紋上で、半腱様筋腱の外側縁に取る。

解剖 半腱様筋（腱）、半膜様筋腱、腓腹筋（内側頭）、〈筋枝〉脛骨神経、〈皮枝〉伏在神経、［血管］内側下膝動脈

臨床 生殖器系疾患（特に出血による下腹痛）、膝関節炎およびリウマチなど

字義 「陰」はかげ、ここでは陰経、陰病を意味し、「谷」はたに、山あいのへこみを意味する。膝関節の後内側部にある、陰経の病によく反応する経穴という意味である。

KI11 横骨（おうこつ）

取り方 恥骨結合上縁の中点、曲骨（任脈）の外側0.5寸に取る。

解剖 錐体筋、腹直筋、〈筋枝〉肋間神経、〈皮枝〉腸骨下腹神経（前皮枝）、腸骨鼠径神経、［血管］浅腹壁動脈、下腹壁動脈

臨床 泌尿器系疾患、生殖器系疾患など

字義 「横」はよこ、「骨」はほねを意味する。横骨は現在の恥骨を指し、その近くにある経穴という意味である。

KI12 大赫（だいかく）

取り方 曲骨の上方1寸、中極（任脈）の外側0.5寸に取る。

解剖 腹直筋、〈筋枝〉肋間神経、〈皮枝〉腸骨下腹神経（前皮枝）、［血管］浅腹壁動脈、下腹壁動脈

臨床 泌尿器系疾患、生殖器系疾患など

字義 大赫の経穴名の由来は明らかではないが、「大」はおおきい、重要、「赫」はあかい、かがやく、火が燃えるを意味する。経気の燃え上がる重要な経穴という意味であると推察される。

気穴・四満・中注・肓兪・商曲

肓兪
臍中央から外方0.5寸。

商曲
臍中央から上方2寸で、前正中線の外方0.5寸。

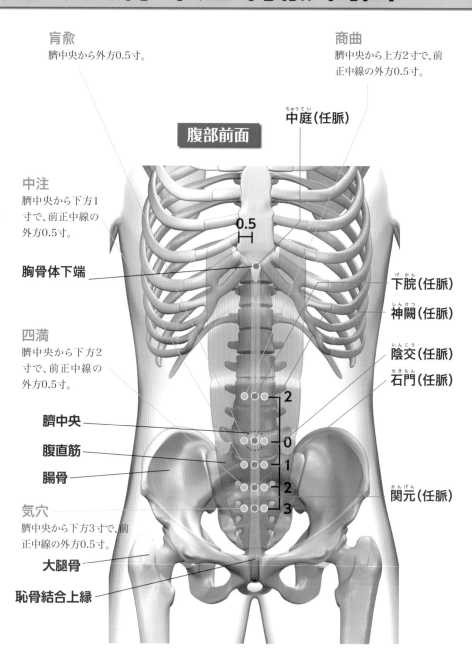

腹部前面

中庭（任脈）

0.5

胸骨体下端

下脘（任脈）

神闕（任脈）

陰交（任脈）

石門（任脈）

中注
臍中央から下方1寸で、前正中線の外方0.5寸。

四満
臍中央から下方2寸で、前正中線の外方0.5寸。

臍中央

腹直筋

腸骨

関元（任脈）

気穴
臍中央から下方3寸で、前正中線の外方0.5寸。

大腿骨

恥骨結合上縁

KI13 気穴 (きけつ)

取り方 臍中央の下方3寸、関元（任脈）の外方0.5寸に取る。

解剖 腹直筋、〈筋枝〉肋間神経、〈皮枝〉肋間神経（前皮枝）、腸骨下腹神経（前皮枝）、[血管] 浅腹壁動脈、下腹壁動脈

臨床 婦人科系疾患（特に子宮筋腫、月経不順）、腎炎、膀胱麻痺、腰背痛など

字義 「気」は精気、エネルギー、「穴」はあな、入口を意味し、まさに精気が生じる所を意味している。また、本穴の別名である「胞門」「子戸」は、いずれも子宮のことであり、本穴が子宮疾患に効果的な経穴であることを意味している。

KI14 四満 (しまん)

取り方 臍中央の下方2寸、石門（任脈）の外方0.5寸に取る。

解剖 腹直筋、〈筋枝〉肋間神経、〈皮枝〉肋間神経（前皮枝）、[血管] 浅腹壁動脈、下腹壁動脈

臨床 慢性腎炎、腹部冷感、月経不順など

字義 「四」は四方、まわり、初陰（陰の数の始まり）、「満」はみちる、おこる、わずらうなどを意味する。陰経病に起こる腹満の証に効果がある経穴という意味である。

KI15 中注 (ちゅうちゅう)

取り方 臍中央の下方1寸、陰交（任脈）の外方0.5寸に取る。

解剖 腹直筋、〈筋枝〉肋間神経、〈皮枝〉肋間神経（前皮枝）、[血管] 浅腹壁動脈、下腹壁動脈

臨床 腸せん痛、慢性腸カタル、消化不良、腰痛など

字義 「中」はなか、あたる、「注」はそそぐの意味。経脈が中に注いで、腎にめぐることを意味する。

KI16 肓兪 (こうゆ)

取り方 臍中央、神闕（任脈）の外方0.5寸に取る。

解剖 腹直筋、〈筋枝〉肋間神経、〈皮枝〉肋間神経（前皮枝）、[血管] 浅腹壁動脈、下腹壁動脈、上腹壁動脈

臨床 腎臓疾患、糖尿病、慢性の下痢、便秘など

字義 「肓」は横隔膜の上にある薄い膜で、鍼や薬の効果が及びにくい所、「兪」はそそぐ、なおすを意味する。肓に注ぐ経穴という意味である。

KI17 商曲 (しょうきょく)

取り方 臍中央の上方2寸、下脘（任脈）の外方0.5寸に取る。

解剖 腹直筋、〈筋枝〉肋間神経、〈皮枝〉肋間神経（前皮枝）、[血管] 肋間動脈、上腹壁動脈

臨床 腹痛、胃けいれんなど

字義 「商」はあきないの意味を持ち、五臓色体表の五音では肺に属している。一方、「曲」はまがるの意味がある。すなわち、腎経の経脈がこの経穴から腹中に入って腎にめぐった後、屈曲して肺に属していることを意味する。

石関・陰都・腹通谷・幽門・歩廊

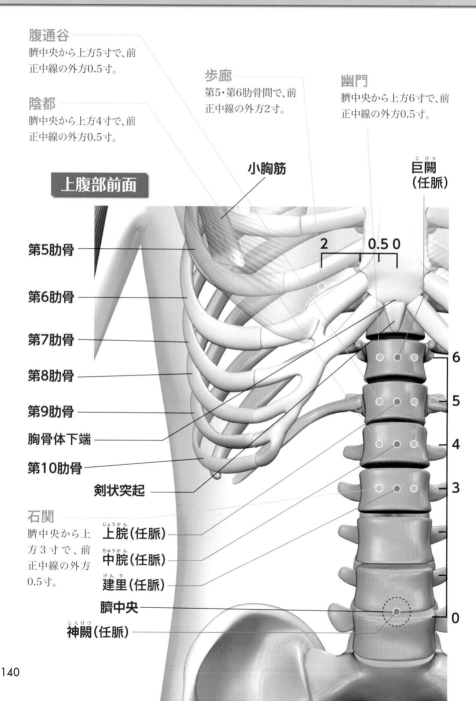

腹通谷
臍中央から上方5寸で、前正中線の外方0.5寸。

陰都
臍中央から上方4寸で、前正中線の外方0.5寸。

歩廊
第5・第6肋骨間で、前正中線の外方2寸。

幽門
臍中央から上方6寸で、前正中線の外方0.5寸。

小胸筋

巨闕
（任脈）

上腹部前面

第5肋骨

第6肋骨

第7肋骨

第8肋骨

第9肋骨

胸骨体下端

第10肋骨

剣状突起

石関
臍中央から上方3寸で、前正中線の外方0.5寸。

上脘（任脈）

中脘（任脈）

建里（任脈）

臍中央

神闕（任脈）

2　0.5 0

6

5

4

3

0

KI18 石関（せきかん）

取り方 臍中央の上方3寸、建里（任脈）の外方0.5寸に取る。

解剖 腹直筋、〈筋枝〉肋間神経、〈皮枝〉肋間神経（前皮枝）、［血管］肋間動脈、上腹壁動脈

臨床 腹痛、胃けいれんなど

字義 「石」はいし、かたい、「関」はせき、かんぬき、しきりなどの意味を持つが、石関の経穴名の由来は明らかにされていない。

KI19 陰都（いんと）

取り方 臍中央の上方4寸、中脘（任脈）の外方0.5寸に取る。

解剖 腹直筋、〈筋枝〉肋間神経、〈皮枝〉肋間神経（前皮枝）、［血管］肋間動脈、上腹壁動脈

臨床 胃カタル、胃潰瘍などの胃疾患、喘息、せき、肝炎など

字義 「陰」は陰経、「都」はみやこ、人が多く集まる所を意味する。陰の気がよく集まる反応点・治療点で、腎経の重要穴であることを意味している。

KI20 腹通谷（はらつうこく）

取り方 臍中央の上方5寸、上脘（任脈）の外方0.5寸に取る。

解剖 腹直筋、〈筋枝〉肋間神経、〈皮枝〉肋間神経（前皮枝）、［血管］肋間動脈、上腹壁動脈

臨床 胃カタル、胃潰瘍などの胃疾患、喘息、せき、肝炎など

字義 「通」はとおる、「谷」はたに、山あいのへこんだ所を意味する。中国古来の医学書に「谷の道は脾に通ず」とあることから、本穴は脾胃の疾患を治す要穴であり、水穀を通す道となっている。

KI21 幽門（ゆうもん）

取り方 臍中央の上方6寸、巨闕（任脈）の外方0.5寸に取る。

解剖 腹直筋、〈筋枝〉肋間神経、〈皮枝〉肋間神経（前皮枝）、［血管］肋間動脈、上腹壁動脈

臨床 胃疾患（嘔吐、腹部膨満）、せき、肋間神経痛など

字義 「幽」はかすか、くらい、「門」は入口を意味する。胃疾患に効く経穴だが、解剖学的に見た場合、胃から腸につながる所であり、かすかな門、すなわち胸腔へ通じる門戸とされている。

KI22 歩廊（ほろう）

取り方 第5肋間で、前正中線の外方2寸に取る。

解剖 大胸筋、肋間筋、〈筋枝〉内側・外側胸筋神経、肋間神経、〈皮枝〉肋間神経（前皮枝）、［血管］胸肩峰動脈、内胸動脈

臨床 心疾患（狭心症、心内膜炎、心のう炎など）、肺・気管支疾患、肋間神経痛など

字義 「歩」はあるく、物事のなりゆき、「廊」は廊下で、渡り廊下の意味だが、ここでは胸部腎経の経脈が腹部から胸部につながり、胸骨側縁に沿って上行する一番目の経経穴という意味である。

141

神封・霊墟・神蔵・或中・兪府

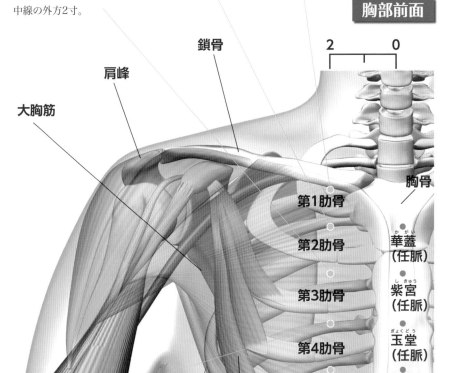

或中
第1・第2肋骨間で、前正中線の外方2寸。

兪府
鎖骨下縁で、前正中線の外方2寸。

神蔵
第2・第3肋骨間で、前正中線の外方2寸。

鎖骨

肩峰

大胸筋

胸部前面

2　　　0

第1肋骨

第2肋骨

第3肋骨

第4肋骨

胸骨

華蓋
（任脈）

紫宮
（任脈）

玉堂
（任脈）

膻中
（任脈）

第5肋骨　小胸筋

霊墟
第3・第4肋骨間で、前正中線の外方2寸。

神封
第4・第5肋骨間で、前正中線の外方2寸。

KI23 神封 (しんぽう)

取り方　第4肋間で、胸骨前面の正中線、膻中(任脈)の外方2寸に取る。

解剖　大胸筋、肋間筋、〈筋枝〉内側・外側胸筋神経、肋間神経、〈皮枝〉肋間神経（前皮枝）、[血管] 胸肩峰動脈、内胸動脈

臨床　心疾患（狭心症、心内膜炎、心のう炎など）、肺・気管支疾患、肋間神経痛など

字義　「神」は天地のかみ、たましい、精神、こころなどの意味を持ち、五臓色体表の五精では心に属する。「封」は領土、しきり、さかい、とじるなどの意味を持つ。これらから心臓の部分にある経穴という意味である。

KI24 霊墟 (れいきょ)

取り方　第3肋間で、胸骨前面の正中線、玉堂(任脈)の外方2寸に取る。

解剖　大胸筋、肋間筋、〈筋枝〉内側・外側胸筋神経、肋間神経、〈皮枝〉肋間神経（前皮枝）、[血管] 胸肩峰動脈、内胸動脈

臨床　心疾患（狭心症、心内膜炎、心のう炎など）、肺・気管支疾患、肋間神経痛など

字義　「霊」はたましい、神のみたまを、「墟」はあと、大きな丘、神仏を祭ってある大きな丘を表しており、心臓を意味する。心臓部にある経穴という意味である。

KI25 神蔵 (しんぞう)

取り方　第2肋間で、胸骨前面の正中線、紫宮(任脈)の外方2寸に取る。

解剖　大胸筋、肋間筋、〈筋枝〉内側・外側胸筋神経、肋間神経、〈皮枝〉肋間神経（前皮枝）、[血管] 胸肩峰動脈、内胸動脈

臨床　心疾患（狭心症、心内膜炎、心のう炎など）、肺・気管支疾患、肋間神経痛など

字義　「神」は神封と同じく心臓、「蔵」はくら、かくす、おおいかくすを意味する。精神を蔵するところ、要するに心臓部にある経穴という意味である。

KI26 或中 (いくちゅう)

取り方　第1肋間で、胸骨前面の正中線、華蓋(任脈)の外方2寸に取る。

解剖　広頸筋、大胸筋、肋間筋、〈筋枝〉顔面神経（頸枝）、内側・外側胸筋神経、肋間神経、〈皮枝〉鎖骨上神経、肋間神経（前皮枝）、[血管] 胸肩峰動脈、内胸動脈

臨床　咽喉カタル、喘息、気管支炎などの呼吸器系疾患、肋間神経痛など

字義　「或」はあや、はけや筆で引く毛の間の切れ目、転じて肋骨の形状を表している。「中」はなか、あたるを表し、肋骨の中、いわゆる肋間にある経穴という意味である。

KI27 兪府 (ゆふ)

取り方　前正中線の外方2寸で、鎖骨下縁に取る。

解剖　広頸筋、大胸筋、鎖骨下筋、〈筋枝〉顔面神経（頸枝）、内側・外側胸筋神経、鎖骨下筋神経、〈皮枝〉鎖骨上神経、[血管] 胸肩峰動脈、内胸動脈

臨床　咽喉カタル、喘息、気管支炎などの呼吸器系疾患、肋間神経痛、甲状腺肥大など

字義　「兪」はつぼ、そそぐ、なおす、「府」は人やものが集まるところを意味する。腎経の脈気がよく注ぎ集まる所という意味である。

9　手の厥陰心包経

胃経の脈気を受けて、胸中に起こり心包に帰属したうえ、横隔膜を下り腹中に入り、上腕穴、中腕穴、気海穴の部にて三焦をまとう。別の枝は胸中から天池穴を経て、上腕前面を通り前腕前面、手掌を経て中指の末端中央に至る。

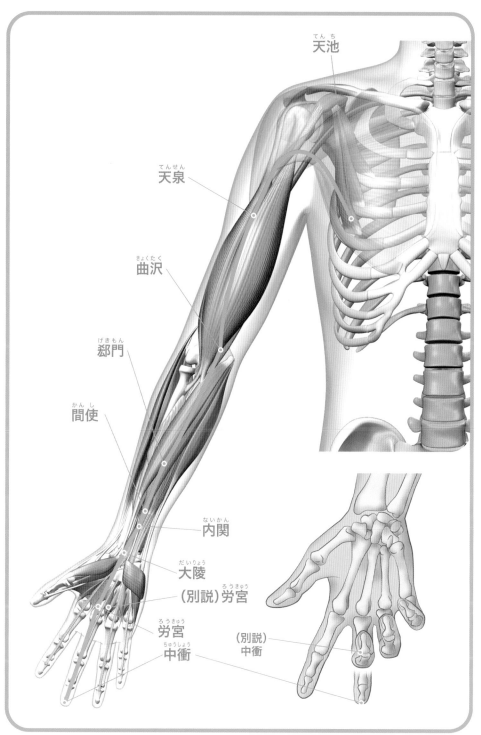

天池
（てんち）

天泉
（てんせん）

曲沢
（きょくたく）

郄門
（げきもん）

間使
（かんし）

内関
（ないかん）

大陵
（だいりょう）

（別説）労宮
（ろうきゅう）

労宮
（ろうきゅう）

中衝
（ちゅうしょう）

（別説）
中衝

天池・天泉・曲沢・郄門・間使

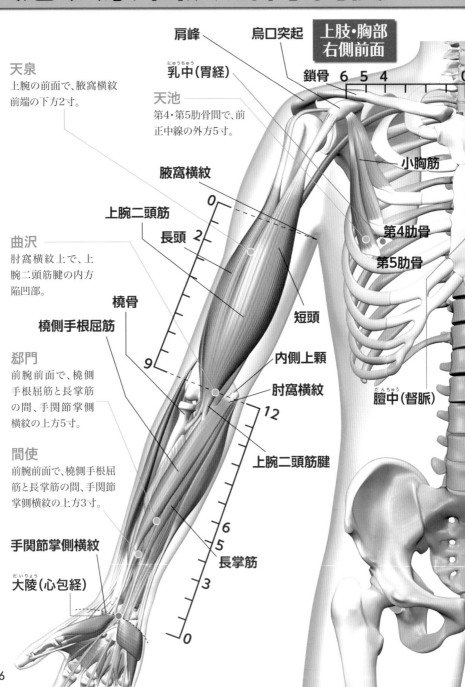

天泉
上腕の前面で、腋窩横紋
前端の下方2寸。

肩峰

烏口突起

**上肢・胸部
右側前面**

乳中(胃経)

天池
第4・第5肋骨間で、前
正中線の外方5寸。

鎖骨 6 5 4

腋窩横紋

小胸筋

上腕二頭筋

長頭

曲沢
肘窩横紋上で、上
腕二頭筋腱の内方
陥凹部。

第4肋骨

第5肋骨

橈骨

短頭

橈側手根屈筋

内側上顆

郄門
前腕前面で、橈側
手根屈筋と長掌筋
の間、手関節掌側
横紋の上方5寸。

肘窩横紋

間使
前腕前面で、橈側手根屈
筋と長掌筋の間、手関節
掌側横紋の上方3寸。

上腕二頭筋腱

膻中(督脈)

手関節掌側横紋

長掌筋

大陵(心包経)

146

PC1 天池(てんち)

取り方 乳頭［乳中（胃経）］の外方1寸で、第4肋間に取る。

解剖 大胸筋、小胸筋、肋間筋、〈筋枝〉内側・外側胸筋神経、肋間神経、〈皮枝〉肋間神経（外側皮枝）、［血管］胸肩峰動脈、外側胸動脈、肋間動脈

臨床 気管支炎、胸筋痛、肋間神経痛など

字 義 「天」は万物の主宰者である神、神は心臓に宿るのでここでは心包経を指す。「池」はたまる、地をうがち水を集める所を意味する。心包経の脈気が集まる経穴という意味である。

PC2 天泉(てんせん)

取り方 腋窩横紋の前端の下方2寸で、上腕二頭筋の長頭・短頭の筋溝に取る。

解剖 上腕二頭筋、〈筋枝〉筋皮神経、〈皮枝〉内側・外側上腕皮神経、［血管］上腕動脈

臨床 正中神経痛、心臓・肺・気管支疾患による胸痛など

字 義 「天」は天池と同じく心包経を指し、「泉」は地中から湧き出る水、みなもと、を意味する。心包経の脈気が湧き出る源に近い場所にある経穴という意味である。

PC3 曲沢(きょくたく)

取り方 肘を曲げて上腕二頭筋に力を入れ、浮き上がった腱の内方陥凹部に取る。

解剖 上腕二頭筋（腱）、上腕筋、〈筋枝〉筋皮神経、〈皮枝〉内側前腕皮神経、［血管］上腕動脈

臨床 せき、肘関節炎およびリウマチ、上腕の神経痛、心疾患など

字 義 「曲」はまがるの意味があり、ここでは肘関節の特に前面を指し、「沢」は水の浅くたまる所を意味する。肘関節前面にある脈気がよく集まる反応点・治療点であることを意味する。

PC4 郄門(げきもん)

取り方 曲沢と大陵（心包経）の中間から下方1寸で、橈側手根屈筋と長掌筋の間に取る。

解剖 橈側手根屈筋、長掌筋、浅指屈筋、〈筋枝〉正中神経、〈皮枝〉内側・外側前腕皮神経、［血管］前骨間動脈

臨床 喀血、心疾患、関節リウマチ、手指のしびれ、背痛、脚気など

字 義 「郄」は間隙、はげしい、「門」は出入口を意味し、心包経の急性病、心悸亢進、喀血などの反応点・治療点であることを意味する。

PC5 間使(かんし)

取り方 大陵（心包経）から曲沢に向かって上方3寸、橈側手根屈筋腱と長掌筋腱の間に取る。

解剖 橈側手根屈筋、長掌筋（腱）、浅指屈筋、〈筋枝〉正中神経、〈皮枝〉内側・外側前腕皮神経、［血管］前骨間動脈

臨床 狭心症、手の麻痺など

字 義 「間」はあいだ、すきま、なか、中央、「使」はつかう、もちいる、命令を受けて事に当たるを意味する。前腕前面のほぼ正中で、手指を使うとき動揺する筋の間にある経穴という意味である。

内関・大陵・労宮・中衝
ないかん・だいりょう・ろうきゅう・ちゅうしょう

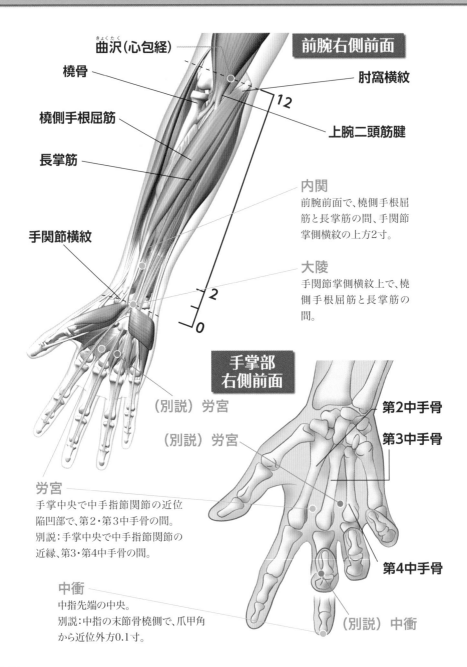

前腕右側前面

曲沢(心包経)

橈骨

橈側手根屈筋

長掌筋

手関節横紋

肘窩横紋

上腕二頭筋腱

内関
前腕前面で、橈側手根屈筋と長掌筋の間、手関節掌側横紋の上方2寸。

大陵
手関節掌側横紋上で、橈側手根屈筋と長掌筋の間。

12

2

0

（別説）労宮

（別説）労宮

**手掌部
右側前面**

第2中手骨

第3中手骨

第4中手骨

（別説）中衝

労宮
手掌中央で中手指節関節の近位陥凹部で、第2・第3中手骨の間。
別説：手掌中央で中手指節関節の近縁、第3・第4中手骨の間。

中衝
中指先端の中央。
別説：中指の末節骨橈側で、爪甲角から近位外方0.1寸。

PC6 内関（ないかん）

取り方 大陵から曲沢（心包経）に向かって上方2寸、橈側手根屈筋腱と長掌筋腱の間に取る。

解剖 橈側手根屈筋（腱）、長掌筋（腱）、浅指屈筋、〈筋枝〉正中神経、〈皮枝〉内側・外側前腕皮神経、[血管] 前骨間動脈

臨床 手関節炎およびリウマチ、心悸亢進症など

字 義 「内」はうち、ここでは前腕前面を指し、「関」はしきり、かんぬき、重要の意味がある。本穴は三焦経の外関（がいかん）に対応する経穴で、前腕前面にある絡穴として重要な経穴という意味である。

PC7 大陵（だいりょう）

取り方 手関節前面横紋の中央で、橈側手根屈筋腱と長掌筋腱の間に取る。

解剖 橈側手根屈筋（腱）、長掌筋（腱）、浅指屈筋（腱）、〈筋枝〉正中神経、〈皮枝〉内側・外側前腕皮神経、[血管] 掌側手根動脈網

臨床 心疾患、手関節炎およびリウマチ、正中神経痛、熱病による身体の熱と頭痛、胃腸疾患など

字 義 「大」はおおきい、重要、「陵」は大いなる高まり、丘を意味する。心包経の原穴、兪穴として重要で、手関節隆起部の近くにあり、心疾患の反応点・治療点であることを意味する。

PC8 労宮（ろうきゅう）

取り方 手掌の第2・第3中手骨間で、指を軽く握り込んだ際、中指と示指の両指頭の当たった間に取る。
別説では手掌の第3・第4中手骨間で、同様の動作をした際、中指と薬指の当たった間に取る。

解剖 浅指屈筋（腱）、虫様筋（第2）、〈筋枝〉正中神経（別説:尺骨神経）、〈皮枝〉正中神経の枝（総掌側指神経）、[血管] 総掌側指動脈

臨床 極度の全身疲労、中風（脳卒中後遺症）で手指の伸びないもの、小児かん虫症など

字 義 「労」はつかれる、疲労、「宮」はやどるを意味する。疲労の宿るところであるとともに、極度の疲労に用いる経穴という意味である。

PC9 中衝（ちゅうしょう）

取り方 中指先端の中央点に取る。
別説では爪甲基底部の水平線と爪甲橈側縁の垂線の交わる点に取る。

解剖 〈皮枝〉正中神経の枝（固有掌側指神経）、[血管] 背側指動脈

臨床 指の痛み、正中神経麻痺など

字 義 「中」は、ここでは中指を指し、「衝」はつく、動くを意味する。心包経が中指先端をついて、経脈の終わるところにある経穴という意味である。

10　手の少陽三焦経

心包経の脈気を受けて、第4指の内側端に起こり、手の背面中央を上がって後前腕後面の中央から上腕後面を通って肩に行き、肩井穴をめぐり鎖骨上窩（欠盆穴）に入り、これより前胸部に下り、心包をまとい下って三焦に帰属する。別枝は乳の間（膻中穴）から鎖骨上窩に至り側頸部を上がり、耳の後ろに達す。さらに耳の上を通り側頭部から眉の上に至り内眼角に終わる。耳後からさらに1枝が出て耳中に入り、耳前に出て外眼角にて胆経と交わり、上って眉毛外端を終わる。

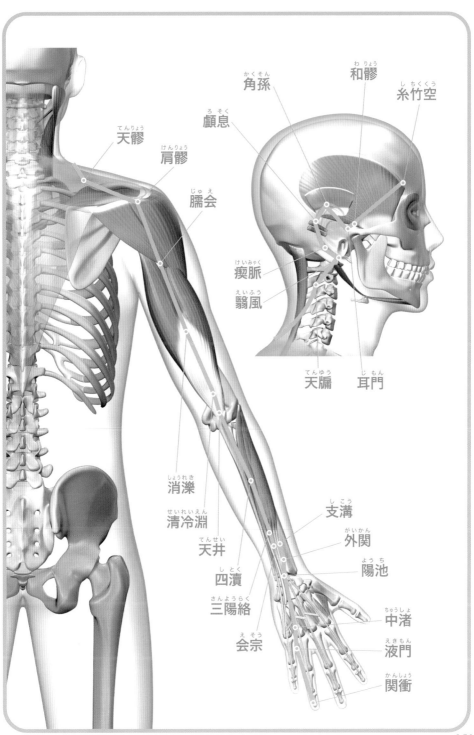

角孫
かくそん

和髎
わりょう

糸竹空
しちくくう

顱息
ろそく

天髎
てんりょう

肩髎
けんりょう

臑会
じゅえ

瘈脈
けいみゃく

翳風
えいふう

天牖
てんゆう

耳門
じもん

消濼
しょうれき

支溝
しこう

清冷淵
せいれいえん

外関
がいかん

天井
てんせい

陽池
ようち

四瀆
しとく

三陽絡
さんようらく

中渚
ちゅうしょ

会宗
えそう

液門
えきもん

関衝
かんしょう

関衝・液門・中渚・陽池・外関・支溝

かんしょう えきもん ちゅうしょ ようち がいかん しこう

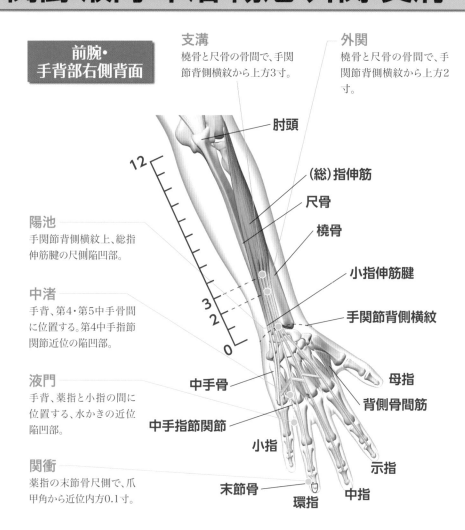

前腕・手背部右側背面

支溝
橈骨と尺骨の骨間で、手関節背側横紋から上方3寸。

外関
橈骨と尺骨の骨間で、手関節背側横紋から上方2寸。

肘頭

(総)指伸筋

尺骨

橈骨

小指伸筋腱

手関節背側横紋

陽池
手関節背側横紋上、総指伸筋腱の尺側陥凹部。

中渚
手背、第4・第5中手骨間に位置する。第4中手指節関節近位の陥凹部。

液門
手背、薬指と小指の間に位置する、水かきの近位陥凹部。

関衝
薬指の末節骨尺側で、爪甲角から近位内方0.1寸。

中手骨

中手指節関節

母指

背側骨間筋

小指

示指

中指

末節骨

環指

TE1 関衝(かんしょう)

取り方 薬指爪甲根部近位縁に引いた線と尺側縁に引いた線との交わる点に取る。

解剖 〈皮枝〉尺骨神経（背側指神経）、[血管]背側指動脈

臨床 舌や喉頭の充血、発熱、腫れ（特に扁桃炎）、指の痛み、頭痛とめまいを伴う脳充血など

字義 「関」はみなもと、「衝」は動くの意味があり、本穴から三焦経の経脈が始まり動くとの意味を持つ。また、関を環指（薬指）ととらえ、薬指先端にある経穴の意味もある。

TE2 液門（えきもん）

取り方 手を握って、第4・第5中手指節関節間の直下の陥凹部に取る。掌と手背の境目。

解剖 第4背側骨間筋、〈筋枝〉尺骨神経、〈皮枝〉尺骨神経（背側指神経）、[血管] 背側指動脈

臨床 眼、耳、歯の疾患、薬指の麻痺など

字義 「液」は液体、うるおすなど、「門」は出入口を意味する。経脈がかすかに流れて、次の兪穴に注ぐ所という意味である。

TE3 中渚（ちゅうしょ）

取り方 手を握って、第4・第5中手指節関節間の上方の内側陥凹部に取る。

解剖 第4背側骨間筋、〈筋枝〉尺骨神経、〈皮枝〉尺骨神経（背側指神経）、[血管] 背側指動脈

臨床 眼、耳、歯の疾患、リウマチなど

字義 「中」はなか、あたる、「渚」はなぎさ、みずぎわの意味を持つ。本穴は、拳を握ったとき、薬指と小指との間の陥凹中にある経穴を意味する。

TE4 陽池（ようち）

取り方 手関節背側横紋のほぼ中央部分、小指伸筋腱と総指伸筋腱との間の陥凹部に取る。

解剖 総指伸筋（腱）、小指伸筋（腱）、〈筋枝〉橈骨神経、〈皮枝〉後前腕皮神経、橈骨神経浅枝、[血管] 背側手根動脈網

臨床 帯下やつわり、手関節炎およびリウマチ、上肢の神経痛など

字義 「陽」は陰陽の陽に当たる手背を指し、「池」はいけ、たまる、水を集める所を意味する。三焦経の脈気がよく集まる重要な反応点、治療点である。

TE5 外関（がいかん）

取り方 陽池の上方2寸で、小指伸筋腱と総指伸筋腱の間の陥凹部に取る。

解剖 総指伸筋（腱）、小指伸筋（腱）、〈筋枝〉橈骨神経、〈皮枝〉後前腕皮神経、[血管] 後骨間動脈

臨床 手関節炎およびリウマチ、上肢の神経痛および麻痺など

字義 「外」はそとの意味を持ち、ここでは前腕後面を指す。また、「関」は重要を意味し、心包経の内関に相対するとともに、前腕後面にある重要な経穴という意味である。

TE6 支溝（しこう）

取り方 陽池の上方3寸で、小指伸筋腱と総指伸筋腱の間の陥凹部に取る。

解剖 総指伸筋（腱）、小指伸筋（腱）、〈筋枝〉橈骨神経、〈皮枝〉後前腕皮神経、[血管] 後骨間動脈

臨床 上肢の神経痛および麻痺など

字義 「支」はささえる、手足などの意味があり、ここでは前腕後面を指し、「溝」はみぞを意味する。前腕後面にある、2つの筋の筋溝中にある経穴という意味である。

会宗・三陽絡・四瀆・天井・清冷淵・消濼
えそう　さんようらく　しとく　てんせい　せいれいえん　しょうれき

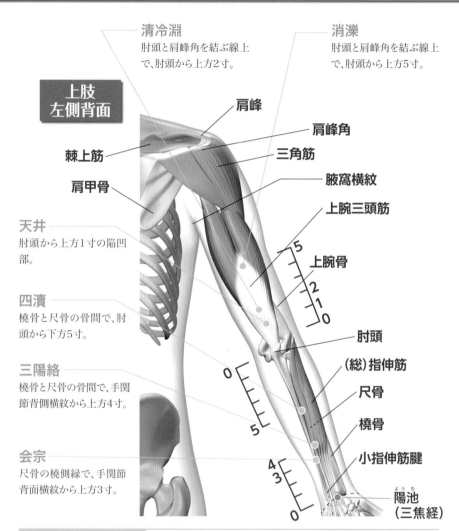

清冷淵
肘頭と肩峰角を結ぶ線上
で、肘頭から上方2寸。

消濼
肘頭と肩峰角を結ぶ線上
で、肘頭から上方5寸。

**上肢
左側背面**

肩峰

肩峰角

三角筋

棘上筋

腋窩横紋

肩甲骨

上腕三頭筋

天井
肘頭から上方1寸の陥凹
部。

上腕骨

肘頭

四瀆
橈骨と尺骨の骨間で、肘
頭から下方5寸。

(総)指伸筋

尺骨

三陽絡
橈骨と尺骨の骨間で、手関
節背側横紋から上方4寸。

橈骨

小指伸筋腱

会宗
尺骨の橈側縁で、手関節
背面横紋から上方3寸。

陽池
(三焦経)

TE7 会宗（えそう）

取り方 支溝から小指伸筋を越えたところで、尺側手根
伸筋との間に取る。

解剖 小指伸筋（腱）、尺側手根伸筋（腱）、〈筋枝〉橈骨神経、〈皮枝〉
後前腕皮神経、[血管]後骨間動脈

臨床 上肢の神経痛や麻痺、聴力障害、脳神経症状など

字 義 「会」はあう、
交わるなどの意味があり、「宗」
はもと、根源などの意味があ
る。三焦経の本経に会する経
穴の意味である。

TE8 三陽絡 (さんようらく)

取り方 陽池と肘頭を結ぶ線上で、陽池から⅓のところに取る。

解剖 総指伸筋（腱）、小指伸筋（腱）、〈筋枝〉橈骨神経、〈皮枝〉後前腕皮神経、[血管] 後骨間動脈

臨床 頭痛、下歯痛、中風（脳卒中後遺症）、耳疾患など

字義 手の三つの陽経が合流した、陽病に効果を発揮する経穴という意味である。

TE9 四瀆 (しとく)

取り方 陽池と肘頭を結ぶ線上で、その中点から上方1寸に取る。

解剖 総指伸筋（腱）、小指伸筋（腱）、〈筋枝〉橈骨神経、〈皮枝〉後前腕皮神経、[血管] 後骨間動脈

臨床 上歯痛、耳鳴り、偏頭痛、前腕の神経痛もしくは麻痺、肩背痛、咽喉痛など

字義 「四」は四方、まわりなど、「瀆」は流れを通じるみぞを意味する。中国で四瀆とは、揚子江（長江）、黄河、淮水、済水の4つの大河を指していることから、経気がよく流れる所という意味である。

TE10 天井 (てんせい)

取り方 肘をやや屈曲したときにできる肘頭上縁の陥凹部に取る。

解剖 上腕三頭筋（長頭・外側頭・内側頭）の共通腱、〈筋枝〉橈骨神経、〈皮枝〉後上腕皮神経、[血管] 中側副動脈（上腕深動脈の枝）

臨床 上歯痛、耳鳴り、偏頭痛、前腕の神経痛もしくは麻痺、肩背痛、咽喉痛、精神・神経疾患、てんかん、肘関節炎およびリウマチなど

字義 「天」はそら、生気、うえ、「井」は井戸の枠、いずみを意味し、天の気の出ずる所で、頭部疾患と関係する経穴という意味である。

TE11 清冷淵 (せいれいえん)

取り方 肘を伸ばし、肘頭の上方2寸に取る。

解剖 上腕三頭筋（長頭・外側頭・内側頭）の共通腱、〈筋枝〉橈骨神経、〈皮枝〉後上腕皮神経、[血管] 中側副動脈（上腕深動脈の枝）

臨床 上腕部の疼痛など

字義 「清」はきよい、澄むなど、「冷」はつめたい、清々しいなど、「淵」は水が湧き出てたまる所、ものが集まる所などを意味する。三焦経ならびに三焦の病変に対し、その邪気を清める経穴という意味である。

TE12 消濼 (しょうれき)

取り方 肘頭と肩峰角を結ぶ線上の中点で、上腕三頭筋中に取る。

解剖 上腕三頭筋、〈筋枝〉橈骨神経、〈皮枝〉後上腕皮神経、[血管] 中側副動脈（上腕深動脈の枝）

臨床 上腕の神経痛や麻痺、頸項痛（後頸部の痛み）、肩背痛など

字義 「消」はけす、ものがなくなるなど、「濼」は楽しむ、よろこぶなどの意味があることから、動くを意味する。三焦ならびに三焦経の病証を取り除いて、患者を喜ばすことのできる経穴という意味である。

臑会・肩髎・天髎・天牖・翳風・瘈脈

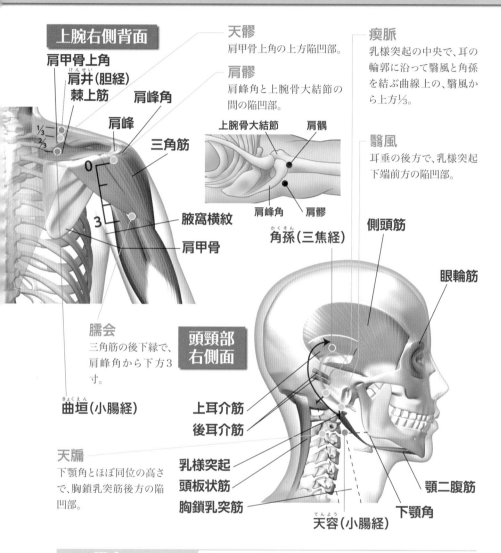

上腕右側背面

肩甲骨上角
肩井(胆経)
棘上筋
肩峰角
肩峰
三角筋
腋窩横紋
肩甲骨

1/3
2/3
0
3

天髎
肩甲骨上角の上方陥凹部。

肩髎
肩峰角と上腕骨大結節の間の陥凹部。

上腕骨大結節　　肩髃
肩峰角　　肩髎
角孫(三焦経)

瘈脈
乳様突起の中央で、耳の輪郭に沿って翳風と角孫を結ぶ曲線上の、翳風から上方1/3。

翳風
耳垂の後方で、乳様突起下端前方の陥凹部。

側頭筋
眼輪筋

臑会
三角筋の後下縁で、肩峰角から下方3寸。

曲垣(小腸経)

頭頸部右側面

上耳介筋
後耳介筋
乳様突起
頭板状筋
胸鎖乳突筋

顎二腹筋
下顎角
天容(小腸経)

天牖
下顎角とほぼ同位の高さで、胸鎖乳突筋後方の陥凹部。

TE13 臑会(じゅえ)

取り方　肩峰角の下方3寸で、三角筋の後下縁に取る。

解剖　三角筋、上腕三頭筋、〈筋枝〉腋窩神経、橈骨神経、〈皮枝〉上外側上腕皮神経、後上腕皮神経、[血管]後上腕回旋動脈

臨床　上腕の神経痛および麻痺、リウマチなど

字義　「臑」は上腕を指し、「会」はあう、交わるなどの意味。上腕で三焦経と大腸経が交わるところにある経穴という意味である。

TE14 肩髎 (けんりょう)

取り方 肘を曲げ上腕を外転させた際、肩峰の前後に現れる陥凹部の、後方陥凹部に取る。

解剖 三角筋、〈筋枝〉腋窩神経、〈皮枝〉鎖骨上神経、[血管] 後上腕回旋動脈

臨床 肩関節炎およびリウマチ、上肢の神経痛、中風（脳卒中後遺症）、半身不随など

字義 「肩」はかたを意味し、ここでは肩甲棘を指す。「髎」は骨のかどすみを意味し、肩甲骨のかどすみにある経穴という意味である。

TE15 天髎 (てんりょう)

取り方 肩甲骨上角の上方で、上肢を下垂したとき肩井（胆経）と曲垣（小腸経）との中間に取る。

解剖 僧帽筋、〈筋枝〉副神経、頸神経叢の枝、〈皮枝〉鎖骨上神経、[血管] 頸横動脈浅枝

臨床 肩こり、上肢の神経痛やリウマチ、偏頭痛、中風、高血圧など

字義 「天」はそら、うえ、精気の意味があり、ここでは上半身を指す。「髎」はかどすみの意味を持ち、ここでは肩甲棘上縁を意味する。肩甲棘上縁の近位で、上半身の生気、邪気が多く集まる経穴という意味である。

TE16 天牖 (てんゆう)

取り方 乳様突起の後下方で、胸鎖乳突筋の後方に取る。

解剖 胸鎖乳突筋、頭板状筋〈筋枝〉副神経、頸神経叢の枝、脊髄神経後枝、〈皮枝〉小後頭神経、[血管] 浅頸動脈

臨床 斜頸、項強（うなじのこわばり）、偏頭痛など

字義 「天」は天の部の意味があり、ここでは頸より上の意味。「牖」はまど、導く、通じるなどの意味を持つ。このことから本穴は、天の精気を通じ入れる窓であり、上半身、特に頭部や頸部の疾患に効果を発揮する経穴という意味である。

TE17 翳風 (えいふう)

取り方 天容（小腸経）の上後方で、乳状突起下端と下顎枝の間の陥凹部に取る。

解剖 顎二腹筋後腹、〈筋枝〉顔面神経（顎二腹筋枝）、〈皮枝〉大耳介神経、[血管] 後耳介動脈

臨床 中耳炎、耳鳴り、偏頭痛、顔面神経麻痺、歯痛、咽喉カタル、吃逆（しゃっくり）など

字義 「翳」はかざす、眼がかすむなどを意味する。「風」は風邪などを意味する。風邪によって引き起こされる眼や耳の疾患を主治する経穴という意味である。

TE18 瘈脈 (けいみゃく)

取り方 翳風から角孫に至る曲線上で、翳風から⅓のところに取る。

解剖 後耳介筋、〈筋枝〉顔面神経（後耳介神経）、〈皮枝〉大耳介神経、[血管] 後耳介動脈

臨床 耳の疾患、頭痛、脳充血、小児のけいれんなど

字義 「瘈」はくるう、精神病など、「脈」はながれるを意味し、ここでは静脈を指す。精神・神経疾患による諸症状に効力を持つ経穴という意味である。

顱息・角孫・耳門・和髎・糸竹空

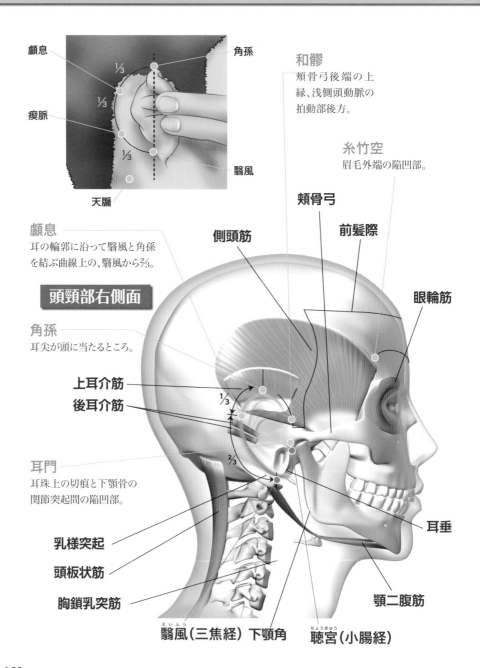

顱息　角孫

⅓

⅓

瘈脈

⅓

翳風

天牖

和髎
頬骨弓後端の上
縁、浅側頭動脈の
拍動部後方。

糸竹空
眉毛外端の陥凹部。

頬骨弓

前髪際

眼輪筋

側頭筋

顱息
耳の輪郭に沿って翳風と角孫
を結ぶ曲線上の、翳風から⅔。

頭頸部右側面

角孫
耳尖が頭に当たるところ。

上耳介筋

後耳介筋

⅓

⅔

耳門
耳珠上の切痕と下顎骨の
関節突起間の陥凹部。

乳様突起

頭板状筋

胸鎖乳突筋

耳垂

顎二腹筋

翳風(三焦経)　下顎角　　聴宮(小腸経)

TE19 顱息（ろそく）

取り方 翳風から角孫に至る曲線上で、角孫から⅓のところに取る。

解剖 〈皮枝〉大耳介神経、［血管］後耳介動脈
臨床 脳充血、頭痛、耳鳴りなど

字義 「顱」はかしら、頭の骨、「息」は呼吸、ふさぐなどを意味する。頭の病をとめる、つまり頭痛を主治する経穴という意味である。

TE20 角孫（かくそん）

取り方 耳を前方に折り曲げて、耳尖が頭に触れるところに取る。

解剖 上耳介筋、側頭筋、〈筋枝〉顔面神経（後耳介神経・側頭枝）、下顎神経（三叉神経第3枝）、〈皮枝〉下顎神経（三叉神経第3枝）、［血管］浅側頭動脈の枝
臨床 眼疾患（結膜炎、フリクテン性結膜炎、トラコーマ、白内障、緑内障など）、歯痛、耳の疾患、口内炎など

字義 「角」はつの、すみ、「孫」はゆずる、へりくだる、のがれるなどを意味する。額角より後ろへへだたりくだるところ、もしくは、耳の上角の髪際に当たるところの経穴という意味である。

TE21 耳門（じもん）

取り方 口を軽く開けて、耳珠上の切痕の前にできる陥凹部で、聴宮（小腸経）の上方に取る。

解剖 〈皮枝〉下顎神経（三叉神経第3枝）、［血管］浅側頭動脈
臨床 中耳炎、外耳道炎、耳鳴り、難聴、耳垂れなどの耳の疾患、顔面神経麻痺、三叉神経痛など

字義 本穴は耳の出入り口にあり、耳の疾患の主治穴である。

TE22 和髎（わりょう）

取り方 もみあげの後縁、耳介の付け根の前方で、浅側頭動脈の後方に取る。

解剖 前耳介筋、〈筋枝〉顔面神経（側頭枝）、〈皮枝〉下顎神経（三叉神経第3枝）、［血管］浅側頭動脈
臨床 眼疾患（結膜炎、フリクテン性結膜炎、トラコーマなど）、耳鼻科系疾患、頭痛、顔面神経麻痺など

字義 「和」はやわらぐ、おだやか、精気、「髎」はかどすみなどを意味する。頬骨弓後端のかどすみにあって、三焦の精気もしくは原気を和らげ、調和させる経穴という意味である。

TE23 糸竹空（しちくくう）

取り方 眉毛の外端の陥凹部に取る。

解剖 眼輪筋、〈筋枝〉顔面神経（側頭枝・頬骨枝）、〈皮枝〉眼神経（三叉神経第1枝）、上顎神経（三叉神経第2枝）、［血管］浅側頭動脈
臨床 眼疾患（結膜炎、トラコーマ、さかまつげなど）、三叉神経痛など

字義 「糸」はいと、「竹」はたけで、そもそも糸竹は、糸が琴、竹が笛（尺八）の意味があるが、ここでは眉毛の形を指している。「空」はそら、空所、凹みの意味があり、眉毛外端の凹みがあるところの経穴という意味である。

159

11 足の少陽胆経

三焦経の脈気を受けて、瞳子髎穴（外眼角）に起こり、耳介の外側をめぐり、帰って外眼角に至りさらに側頭部をめぐって肩に下がる。肩から鎖骨上窩（欠盆穴）に入る。別枝は後頭部の風池穴より耳中に入る。鎖骨上窩から胸中に下って横隔膜を貫き、肝をまとい、胆に帰属する。さらに下肋骨（第8〜第12肋骨）を下り、股関節から下肢外側を下り、足の第4指外側端に終わる。

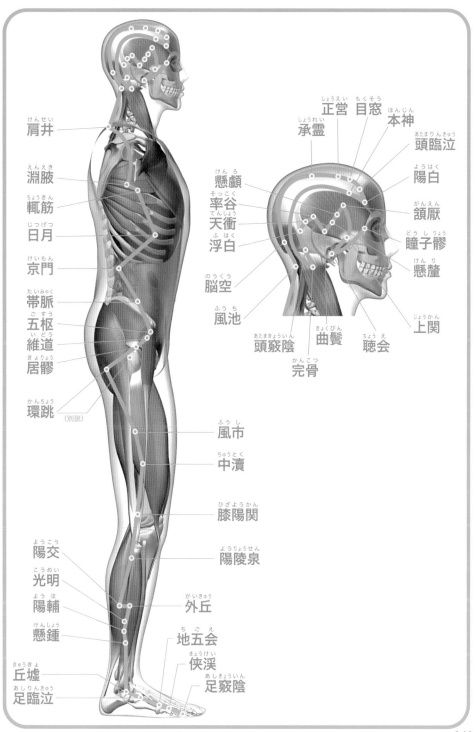

肩井
けんせい

淵腋
えんえき

輒筋
ちょうきん

日月
じつげつ

京門
けいもん

帯脈
たいみゃく

五枢
ごすう

維道
いどう

居髎
きょりょう

環跳
かんちょう
(別説)

陽交
ようこう

光明
こうめい

陽輔
ようほ

懸鍾
けんしょう

丘墟
きゅうきょ

足臨泣
あしりんきゅう

風市
ふうし

中瀆
ちゅうとく

膝陽関
ひざようかん

陽陵泉
ようりょうせん

外丘
がいきゅう

地五会
ちごえ

侠渓
きょうけい

足竅陰
あしきょういん

承霊
しょうれい

正営
しょうえい

目窓
もくそう

本神
ほんじん

頭臨泣
あたまりんきゅう

陽白
ようはく

頷厭
がんえん

瞳子髎
どうしりょう

懸釐
けんり

上関
じょうかん

懸顱
けんろ

率谷
そっこく

天衝
てんしょう

浮白
ふはく

脳空
のうくう

風池
ふうち

頭竅陰
あたまきょういん

曲鬢
きょくびん

聴会
ちょうえ

完骨
かんこつ

161

瞳子髎・聴会・上関・頷厭・懸顱・懸釐

懸釐
側頭の髪際に沿った頭維（胃経）と曲鬢を結ぶ曲線上で、頭維から¾。

懸顱
側頭の髪際に沿った頭維（胃経）と曲鬢を結ぶ曲線上の中央。

頷厭
頭部、側頭の髪際に沿った頭維（胃経）と曲鬢を結ぶ曲線上で、頭維から¼。

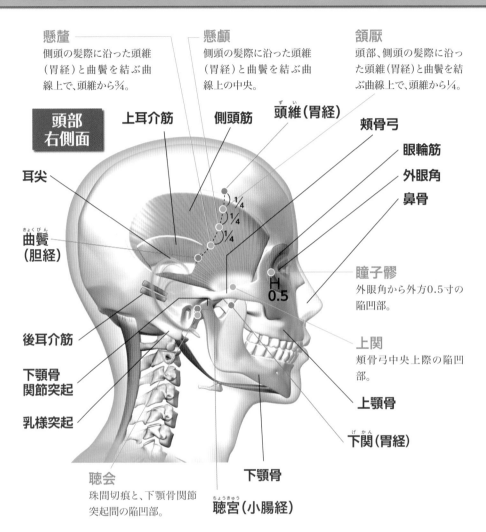

**頭部
右側面**

上耳介筋　　側頭筋　　頭維（胃経）

頬骨弓

眼輪筋

外眼角

鼻骨

耳尖

曲鬢
（胆経）

瞳子髎
外眼角から外方0.5寸の陥凹部。

後耳介筋

上関
頬骨弓中央上際の陥凹部。

下顎骨
関節突起

上顎骨

乳様突起

下関（胃経）

聴会
珠間切痕と、下顎骨関節突起間の陥凹部。

聴宮（小腸経）

H 0.5

GB1 瞳子髎（どうしりょう）

取り方　外眼角の外方0.5寸で、陥凹部に取る。

解剖　眼輪筋、〈筋枝〉顔面神経（側頭枝・頬骨枝）、〈皮枝〉上顎神経（三叉神経第2枝）、[血管] 浅側頭動脈の枝

臨床　眼疾患、顔面神経けいれんおよび麻痺、三叉神経痛など

字義　「瞳子」はひとみ、瞳孔など、「髎」は角すみなどの意味があり、瞳の角隅にあるという部位を示す経穴名である。

GB2 聴会（ちょうえ）

取り方 口を軽く開けて珠間切痕前方の陥凹部に取る。

解剖 〈皮枝〉下顎神経（三叉神経第3枝）、[血管] 浅側頭動脈

臨床 耳の疾患、顎関節炎、顔面神経麻痺など

字義 「聴」はきく、耳の中まで通すなど、「会」はあう、集まる、合するなどの意味。胆経の経脈が相集まり、耳の疾患を主治する経穴という意味である。

GB3 上関（じょうかん）別名:客主人（きゃくしゅじん）

取り方 頬骨弓中央上際の陥凹部で、下関（胃経）の直上に取る。

解剖 側頭筋、〈筋枝〉下顎神経（深側頭神経）、〈皮枝〉下顎神経（三叉神経第3枝）、[血管] 浅側頭動脈の枝

臨床 三叉神経痛、上歯痛、眼疾患、顔面神経麻痺、耳の疾患など

字義 下関（胃経）に相対した穴名で、頬骨弓というしきりの上にある経穴の意味。また、本穴の別名を客主人というが、「客」はよそから来た人の意味で、ここでは胃経と三焦経を指し、「主」は客を迎える家の人などの意味で、ここでは胆経を指す。胃経と三焦経を胆経が迎えて交わる、顎関節部の要穴を意味している。

GB4 頷厭（がんえん）

取り方 頭維（胃経）と曲鬢を結んだ曲線上で、頭維から1/4のところに取る。

解剖 側頭頭頂筋、側頭筋、〈筋枝〉顔面神経（側頭枝）、下顎神経（深側頭神経）、〈皮枝〉下顎神経（三叉神経第3枝）、[血管] 浅側頭動脈（前頭枝）

臨床 偏頭痛など

字義 「頷」はうなずく、あご、おとがいなどの意味が、「厭」は嫌になる、ふさぐなどの意味がある。本穴の穴名の由来は明らかではないが、穴所がふさがれるところにある経穴の意味といわれている。

GB5 懸顱（けんろ）

取り方 頭維（胃経）と曲鬢を結んだ曲線上の中央に取る。

解剖 側頭頭頂筋、側頭筋、〈筋枝〉顔面神経（側頭枝）、下顎神経（深側頭神経）、〈皮枝〉下顎神経（三叉神経第3枝）、[血管] 浅側頭動脈（前頭枝）

臨床 感冒（顔面部の充血や熱感、痛み、目の充血）、頭痛、歯痛など

字義 「懸」はかける、ひっかける、隔てるなどの意味があり、ここでは非常に苦しむことを表し、「顱」はあたま、頭蓋骨の意味がある。頭痛を主治とする経穴という意味である。

GB6 懸釐（けんり）

取り方 頭維（胃経）と曲鬢を結んだ曲線上で、頭維から3/4のところに取る。

解剖 側頭頭頂筋、側頭筋、〈筋枝〉顔面神経（側頭枝）、下顎神経（深側頭神経）、〈皮枝〉下顎神経（三叉神経第3枝）、[血管] 浅側頭動脈（前頭枝）

臨床 感冒（顔面部の充血や熱感、痛み、目の充血）、頭痛、歯痛など

字義 「懸」は懸顱に同じで、「釐」は尺度の単位、おさめる、道すじなどの意味がある。懸顱の道すじにある経穴、もしくは懸顱と同じように頭痛に効果を発揮する経穴という意味である。

曲鬢・率谷・天衝・浮白・頭竅陰・完骨

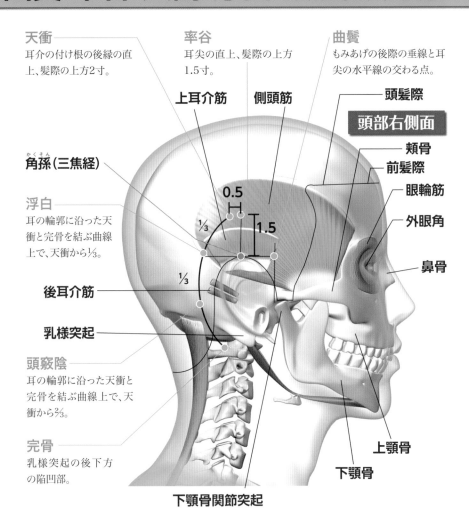

天衝
耳介の付け根の後縁の直上、髪際の上方2寸。

率谷
耳尖の直上、髪際の上方1.5寸。

曲鬢
もみあげの後際の垂線と耳尖の水平線の交わる点。

上耳介筋

側頭筋

頭髪際

頭部右側面

頬骨

前髪際

眼輪筋

外眼角

角孫(三焦経)

鼻骨

浮白
耳の輪郭に沿った天衝と完骨を結ぶ曲線上で、天衝から⅓。

0.5

⅓

1.5

⅓

後耳介筋

乳様突起

頭竅陰
耳の輪郭に沿った天衝と完骨を結ぶ曲線上で、天衝から⅔。

完骨
乳様突起の後下方の陥凹部。

上顎骨

下顎骨

下顎骨関節突起

GB7 曲鬢(きょくびん)

取り方 もみあげ後縁の垂線と耳尖の水平線に取る。

解剖 側頭頭頂筋、側頭筋、〈筋枝〉顔面神経（側頭枝）、下顎神経（深側頭神経）、〈皮枝〉下顎神経（三叉神経第3枝）、[血管] 浅側頭動脈

臨床 感冒（顔面部の充血や熱感、痛み、目の充血）、頭痛、歯痛など

字義 「曲」はまがる、「鬢」は耳際の髪の毛、へりなどの意味があり、耳際の毛の曲がり角にあるという部位を示す経穴名である。

GB8 率谷 (そっこく)

取り方 角孫（三焦経）の上方1.5寸に取る。歯を噛み合わせると取りやすい。

解剖 側頭頭頂筋、側頭筋、〈筋枝〉顔面神経（側頭枝）、下顎神経（深側頭神経）、〈皮枝〉下顎神経（三叉神経第3枝）、小後頭神経、[血管]浅側頭動脈の枝

臨床 高血圧、飲酒などに起因する食欲不振や嘔吐などの胃疾患など

字義 「率」はひきいる、したがえる、よりそうなど、「谷」はたに、山あいの凹みなどの意味。経脈の気が微かに流れる所という意味である。

GB9 天衝 (てんしょう)

取り方 率谷の後方0.5寸に取る。

解剖 側頭頭頂筋、側頭筋、〈筋枝〉顔面神経（側頭枝）、下顎神経（深側頭神経）、〈皮枝〉小後頭神経、[血管]浅側頭動脈の枝

臨床 脳疾患（てんかん、偏頭痛）など

字義 「天」は天の部などの意味で、ここでは頭部を指し、「衝」はつく、拍動部などの意味で、ここでは刺鍼点を表す。頭部の疾患に刺鍼してよい経穴という意味である。

GB10 浮白 (ふはく)

取り方 耳尖の後方で、耳後髪際から1寸後方に取る。

解剖 後頭筋、側頭筋、〈筋枝〉顔面神経（後頭枝）、下顎神経（深側頭神経）、〈皮枝〉小後頭神経、[血管]後耳介動脈

臨床 脳疾患（てんかん、偏頭痛）など

字義 「浮」はうかぶ、あふれるなどの意味で、ここでは脈気が浮いて上昇することを指し、「白」はしろ、あきらかなどの意味があるが経穴名の意味ははっきりしていない。

GB11 頭竅陰 (あたまきょういん)

取り方 乳様突起の後上方で、完骨（かんこつ）から天衝に向かって⅓のところに取る。

解剖 後頭筋、〈筋枝〉顔面神経（後頭枝）、〈皮枝〉小後頭神経、[血管]後耳介動脈

臨床 耳の疾患、脳充血など

字義 「竅」は体にあるあななどの意味を持つ。俗に七竅といえば、目、耳、鼻、口の7つの孔を指すが、ここでは耳のことである。また、「陰」はかげ、陰経などの意味を持っており、腎経は耳と二陰(性器と肛門)を支配する経脈であることから、本穴が、耳の近くにある、腎疾患と関係のある経穴であることを示している。

GB12 完骨 (かんこつ)

取り方 乳様突起基底部の後下方陥凹部に取る。

解剖 胸鎖乳突筋、頭板状筋、〈筋枝〉副神経、頸神経叢の枝、脊髄神経後枝、〈皮枝〉小後頭神経、[血管]後頭動脈

臨床 偏頭痛、めまい、脳充血、頸項強（うなじのこわばり）、顔面神経麻痺、中耳炎、耳下腺炎、扁桃炎、半身不随、不眠症など

字義 完骨は現在でいう乳様突起のことであり、乳様突起の近位にあるという部位を示す経穴名である。

本神・陽白・頭臨泣・目窓・正営・承霊

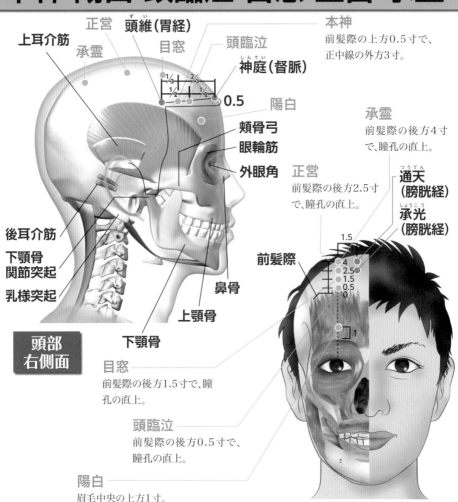

正営　頭維（胃経）
上耳介筋　目窓
承霊　頭臨泣
神庭（督脈）
1/3　2/3
1/2　1/2　0.5
陽白
頬骨弓
眼輪筋
外眼角
後耳介筋
下顎骨
関節突起
乳様突起
鼻骨
上顎骨
下顎骨

頭部
右側面

本神
前髪際の上方0.5寸で、正中線の外方3寸。

承霊
前髪際の後方4寸で、瞳孔の直上。

通天
（膀胱経）
承光
（膀胱経）

正営
前髪際の後方2.5寸で、瞳孔の直上。

前髪際
1.5
4
2.5
1.5
0.5
0
1

目窓
前髪際の後方1.5寸で、瞳孔の直上。

頭臨泣
前髪際の後方0.5寸で、瞳孔の直上。

陽白
眉毛中央の上方1寸。

GB13 本神（ほんじん）

取り方 神庭（督脈）と頭維（胃経）を結んだ線上で、神庭から2/3に取る。

解剖 前頭筋、〈筋枝〉顔面神経（側頭枝）、〈皮枝〉眼神経（三叉神経第1枝）、［血管］眼窩上動脈

臨床 脳疾患（頭痛、めまい、てんかん、小児のひきつけなど）など

字義 「本」はもと、ねもと。「神」は精神、心などの意味を持っている。本穴の命名の由来は明らかではないが、督脈の神庭などとともに、てんかんなどの脳疾患に用いられる経穴である。

GB14 陽白 (ようはく)

取り方 眉の上方1寸で、瞳孔を通る垂直線上に取る。

解剖 前頭筋、〈筋枝〉顔面神経（側頭枝）、〈皮枝〉眼神経（三叉神経第1枝）、[血管] 眼窩上動脈

臨床 眼疾患、三叉神経痛など

字 義 「陽」は少陽胆経を指し、「白」は眼輪筋周縁の白色部を指している。胃経の四白に対する穴名であり、少陽胆経において、眼球周囲の白色部にある経穴の意味である。また、揚白と記されることもあり、「揚」はあげる、「白」は衰えるの意味もあることから、眼筋麻痺に応用する経穴である。

GB15 頭臨泣 (あたまりんきゅう)

取り方 瞳孔中央の上方で、神庭（督脈）と頭維（胃経）を結んだ線上の中間に取る。

解剖 前頭筋、〈筋枝〉顔面神経（側頭枝）、〈皮枝〉眼神経（三叉神経第1枝）、[血管] 眼窩上動脈

臨床 眼疾患、鼻孔閉塞や蓄膿症などの鼻疾患、脳溢血、人事不省など

字 義 「臨」は見分けるなどの意味を持ち、「泣」は涙などの意味がある。本穴は眼の疾患を主治する経穴という意味である。

GB16 目窓 (もくそう)

取り方 前髪際後方、頭臨泣の後方1寸に取る。

解剖 帽状腱膜、〈皮枝〉眼神経（三叉神経第1枝）、[血管] 眼窩上動脈、浅側頭動脈（前頭枝）

臨床 眼科疾患など

字 義 「目」は眼、「窓」は光を入れる窓、眼に通じる窓、つまり眼疾患を主治する経穴である。

GB17 正営 (しょうえい)

取り方 頭臨泣の後方2寸で、承光（膀胱経）と同位の高さに取る。

解剖 帽状腱膜、〈皮枝〉眼神経（三叉神経第1枝）、[血管] 眼窩上動脈、浅側頭動脈（前頭枝）

臨床 頭痛など

字 義 「正」は正しい、かたよらないなど、「営」は治める、整えるなどの意味があり、病を正しく整える経穴という意味である。

GB18 承霊 (しょうれい)

取り方 正営の後方1.5寸で、通天（膀胱経）と同位の高さに取る。

解剖 帽状腱膜、〈皮枝〉眼神経（三叉神経第1枝）、大後頭神経、[血管] 眼窩上動脈、浅側頭動脈（前頭枝）、後頭動脈

臨床 脳や脊髄の炎症による発熱、けいれん、麻痺、めまい、頭痛、鼻出血など

字 義 「承」は受け取るなど、「霊」はたましいなどの意味を持つことから、たましいを受けるところ、すなわち脳と関係のある経穴という意味である。

167

脳空・風池・肩井・淵腋・輒筋・日月
（のうくう・ふうち・けんせい・えんえき・ちょうきん・じつげつ）

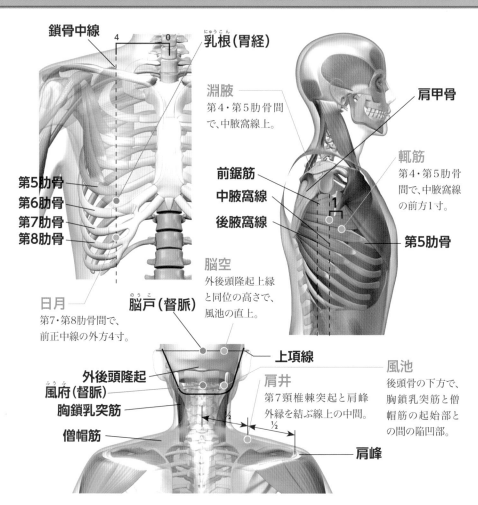

鎖骨中線

乳根（胃経）

淵腋
第4・第5肋骨間
で、中腋窩線上。

肩甲骨

輒筋
第4・第5肋骨
間で、中腋窩線
の前方1寸。

前鋸筋
中腋窩線
後腋窩線

第5肋骨

第5肋骨
第6肋骨
第7肋骨
第8肋骨

脳空
外後頭隆起上縁
と同位の高さで、
風池の直上。

日月
第7・第8肋骨間で、
前正中線の外方4寸。

脳戸（督脈）

上項線

外後頭隆起
風府（督脈）
胸鎖乳突筋
僧帽筋

肩井
第7頸椎棘突起と肩峰
外縁を結ぶ線上の中間。

風池
後頭骨の下方で、
胸鎖乳突筋と僧
帽筋の起始部と
の間の陥凹部。

肩峰

½

GB19 脳空（のうくう）

取り方 脳戸（督脈）と同位の高さで、上項線と風池を通る垂線との交わる点に取る。

解剖 後頭筋、〈筋枝〉顔面神経（後頭枝）、〈皮枝〉大後頭神経、[血管]後頭動脈

臨床 頭痛、頭重、後頭神経痛、耳鳴り、後頸部けいれんおよび麻痺、眼疾患など

字義 「空」は孔、陥凹などの意味で、脳の空所、すなわち脳頭蓋にある小陥凹部で、頭部疾患に効果を発揮する経穴という意味である。

GB20 風池（ふうち）

取り方 風府（督脈）と同位の高さで、僧帽筋と胸鎖乳突筋との間の陥凹部に取る。

解剖 胸鎖乳突筋、僧帽筋、頭板状筋、頭半棘筋、〈筋枝〉副神経、頸神経叢の枝、脊髄神経後枝、〈皮枝〉頸神経後枝、小後頭神経、[血管]後頭動脈

臨床 感冒、脳疾患（頭痛、頭重、高血圧、脳充血、脳溢血など）、鼻疾患（蓄膿症など）、眼や耳の疾患、肩から後頸部にかけてのこりなど

第2章 足の少陽胆経／脳空・風池・肩井・淵腋・輒筋・日月

字義 「風」は風邪、「池」はたまるという意味を持ち、風邪が集まる所であり、感冒や中風の際の反応点であり、その予防および治療に効果のある経穴の意味である。風邪は膀胱経の風門から入って、風池にたまり、督脈の風府に集まるとされている。「風」の字がつく経穴はすべて、風邪に用いて効果のある経穴とされる。

GB21 肩井（けんせい）

取り方 第7頸椎棘突起と肩峰外縁中央との中間に取る。

解剖 僧帽筋、〈筋枝〉副神経・頸神経叢の枝、〈皮枝〉鎖骨上神経、[血管]頸横動脈

臨床 肩こり、頸項強（うなじのこわばり）、頭痛、めまい、眼・耳・鼻・歯などの疾患、神経衰弱、ヒステリー、半身不随、上肢の神経痛など

字義 「肩」はかた、肩上部、「井」は湧き出る、はじまる、井穴などを意味し、肩上部の経気が湧き出る重要な反応点・治療点であることを意味する。

GB22 淵腋（えんえき）

取り方 中腋窩線上で、第4肋間に取る。

解剖 前鋸筋、肋間筋、〈筋枝〉長胸神経、肋間神経、〈皮枝〉肋間神経（外側皮枝）、[血管]外側胸動脈、胸背動脈、肋間動脈

臨床 肋間神経痛、腋下リンパ腺腫など

字義 「淵」は水が深く淀むところ、「腋」はわきの下、胸の左右などの意味があり、腋下部（側胸部）の脈気が深く淀んでいる場所にある経穴を意味する。

GB23 輒筋（ちょうきん）

取り方 淵腋の前方1寸で、第4肋間に取る。

解剖 前鋸筋、肋間筋、〈筋枝〉長胸神経、肋間神経、〈皮枝〉肋間神経（外側皮枝）、[血管]外側胸動脈、胸背動脈、肋間動脈

臨床 肋間神経痛、腋下リンパ腺腫など

字義 「輒」は馬車などの両側の板、いわゆる手すりを意味しており、「筋」はすじ、筋肉で、ここでは前鋸筋を指している。肋骨が車のわだちのように順序よく並んでいる場所にある経穴を意味する。

GB24 日月（じつげつ）

取り方 乳頭の下方で、乳根（胃経）の2肋間下に取る。女性は鎖骨中線と第7・第8肋骨間との交わる点に取る。

解剖 大胸筋、〈筋枝〉内側・外側胸筋神経、〈皮枝〉肋間神経（前皮枝・外側皮枝）、[血管]肋間動脈

臨床 胆のう炎、胆石症、胆道炎、黄疸など胆のう疾患、神経衰弱、ヒステリー、胃および肝臓疾患、吃逆（しゃっくり）など

字義 「日」は太陽、「月」は太陰の意味がある。日月は自然界における天地運行の要素の一つであり、重要な経穴であることを表している。また、本穴は、陰陽両方に関係し、陰病・陽病ともに効果を発揮する経穴でもある。

京門・帯脈・五枢・維道・居髎

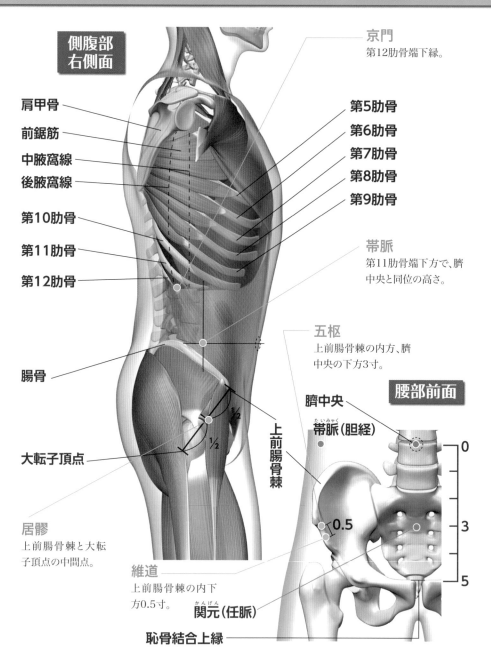

側腹部
右側面

京門
第12肋骨端下縁。

肩甲骨
前鋸筋
中腋窩線
後腋窩線

第10肋骨
第11肋骨
第12肋骨

腸骨

大転子頂点

第5肋骨
第6肋骨
第7肋骨
第8肋骨
第9肋骨

帯脈
第11肋骨端下方で、臍
中央と同位の高さ。

五枢
上前腸骨棘の内方、臍
中央の下方3寸。

腰部前面

臍中央
帯脈（胆経）

上前腸骨棘

居髎
上前腸骨棘と大転
子頂点の中間点。

維道
上前腸骨棘の内下
方0.5寸。

関元（任脈）

恥骨結合上縁

0
3
5

0.5

½
½

GB25 京門(けいもん)

取り方 第12肋骨下縁を背柱側から指で押していくと前端に触れるので、その下方に取る。

解剖 広背筋、外腹斜筋、内腹斜筋、〈筋枝〉胸背神経、肋間神経、腸骨下腹神経、腸骨鼠径神経、〈皮枝〉肋間神経（外側皮枝）、[血管] 肋間動脈

臨床 腎疾患（腎炎、腎臓結石、腎盂炎など）、膀胱炎、生殖器系疾患、胃腸疾患、胆石症、腰痛、坐骨神経痛など

字義 「京」はみやこ、君主の居城のあるところなどの意味を持ち、人体でいえば先天の原気が出ずる所、つまり腎を指す。「門」は出入り口を意味し、これらより、腎疾患の診断点・反応点および治療点として、重要な経穴という意味である。

GB26 帯脈(たいみゃく)

取り方 臍の中央を通る水平線と第11肋骨端を通る垂線との交わる点に取る。

解剖 外腹斜筋、内腹斜筋、〈筋枝〉肋間神経、腸骨下腹神経、〈皮枝〉肋間神経（外側皮枝）、[血管] 肋間動脈

臨床 婦人科系疾患（子宮けいれん、子宮内膜炎、帯下、月経不順)、腰痛、下腹痛、腰部冷感など

字義 「帯」はおび、腰に巻くもの、「脈」は経脈を意味している。胆経と帯脈(奇経八脈の一つ)が合するところであり、肝経の章門から出た経脈が、ここで身体を帯状に一周することから命名された経穴名である。

GB27 五枢(ごすう)

取り方 帯脈（胆経）の前下方3寸で、関元（任脈）と同位の高さに取る。

解剖 外腹斜筋、内腹斜筋、〈筋枝〉肋間神経、腸骨下腹神経、〈皮枝〉腸骨下腹神経（外側皮枝）、[血管] 浅・深腸骨回旋動脈

臨床 寒冷から起きる下腹痛など

字義 「五」はいつつ、「枢」は重要の意味があるものの、経穴名の由来は明らかではない。

GB28 維道(いどう)

取り方 五枢（胆経）から内下方0.5寸に取る。

解剖 外腹斜筋、内腹斜筋、〈筋枝〉肋間神経、腸骨下腹神経、〈皮枝〉腸骨下腹神経（外側皮枝）、[血管] 浅・深腸骨回旋動脈

臨床 腰痛、下腹痛、大腿外側の知覚および運動麻痺など

字義 「維」はつなぐ、むすぶ、連絡するなど、「道」はみち、通り道を意味している。胆経と帯脈(奇経八脈の一つ)がつながる経穴という意味である。

GB29 居髎(きょりょう)

取り方 維道（胆経）の外下方3寸で、上前腸骨棘と大転子頂点の中間に取る。

解剖 大腿筋膜張筋、中殿筋、〈筋枝〉上殿神経、〈皮枝〉上殿皮神経、[血管] 外側大腿回旋動脈（上行枝）、上殿動脈

臨床 腰痛、下腹痛、大腿外側の知覚および運動麻痺など

字義 「居」はいる、位する、居所、「髎」は骨のかどすみ。腸骨の角隅に位置する経穴である。

171

環跳・風市・中瀆・膝陽関・陽陵泉
（かんちょう ふうし ちゅうとく ひざようかん ようりょうせん）

殿部背面

下肢右側面

環跳
大転子の頂点と仙骨裂孔を線で結び、大転子頂点から1/3。
別説：大転子の頂点と上前腸骨棘を線で結び3等分し、大転子の頂点から1/3。

仙骨裂孔

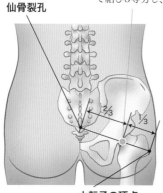

2/3　1/3

大転子の頂点

風市
直立して腕を下垂し、手掌を大腿部外側に付けたとき、中指先端が当たる腸脛靭帯の後方陥凹部。

中瀆
膝窩横紋の上方7寸で、腸脛靭帯後方。

19

7

0

腸脛靭帯

大腿二頭筋

腓骨頭

長腓骨筋

（別説）環跳

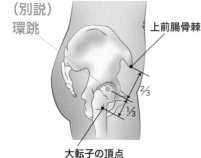

上前腸骨棘

2/3

1/3

大転子の頂点

膝陽関
大腿骨外側上顆の後上縁で、大腿二頭筋腱と腸脛靭帯の間の陥凹部。

陽陵泉
腓骨頭の前下方の陥凹部。

膝窩横紋

GB30 環跳（かんちょう）

取り方 大転子の頂点と仙骨裂孔（督脈の腰兪）を線で結び3等分し、大転子の頂点から1/3のところに取る。
別説：大転子の頂点と上前腸骨棘を線で結び3等分し、大転子の頂点から1/3のところに取る。

解剖 大殿筋、〈筋枝〉下殿神経、〈皮枝〉上殿皮神経、下殿皮神経、［血管］上殿動脈、下殿動脈

臨床 股関節炎およびリウマチ、外側大腿皮神経痛、坐骨神経痛、半身不随など

字義 「環」は輪、めぐる、囲む、「跳」ははねる、飛び上がるなどの意味。跳躍するときに動く大転子の近位にめぐっている経穴という意味がある。

GB31 風市（ふうし）

取り方 直立して腕を下垂したとき、大腿外側に中指先端が当たるところで、腸脛靭帯と大腿二頭筋の間に取る。

解剖 腸脛靭帯、大腿二頭筋長頭、大腿二頭筋短頭、外側広筋、〈筋枝〉脛骨神経、総腓骨神経、大腿神経、〈皮枝〉外側大腿皮神経、[血管] 外側大腿回旋動脈（下行枝）

臨床 脚気、中風（脳卒中後遺症）、下肢の神経痛など

字義 「風」は下肢の風気が集まるところ、「市」は集結という意味。風をとり除くための重要な経穴という意味である。

GB32 中瀆（ちゅうとく）

取り方 膝窩横紋から上方7寸で、腸脛靭帯の後方に取る。

解剖 腸脛靭帯、大腿二頭筋長頭、大腿二頭筋短頭、外側広筋、〈筋枝〉脛骨神経、総腓骨神経、大腿神経、〈皮枝〉外側大腿皮神経、[血管] 外側大腿回旋動脈（下行枝）

臨床 坐骨神経痛、外側大腿皮神経痛、腰痛、半身不随、脚気など

字義 「中」はなか、あたるなど、「瀆」はみぞ、流れる、通じるみぞなどの意味。大腿外側を下る溝、すなわち胆経の経脈の中にある経穴という意味である。

GB33 膝陽関（ひざようかん）

取り方 中瀆から腸脛靭帯後縁に沿って指でなで下げると触れる、大腿骨外側上顆の後上縁に取る。

解剖 腸脛靭帯、大腿二頭筋長頭（腱）、大腿二頭筋短頭（腱）、〈筋枝〉脛骨神経、総腓骨神経、〈皮枝〉外側大腿皮神経、[血管] 外側上膝動脈

臨床 膝関節炎およびリウマチ、外側大腿皮神経痛、下腹部の冷感など

字義 「陽」は外側、陽経の意味があり、「関」はしきり、ここでは関節部を指す。膝関節の外側にある経穴という意味である。

GB34 陽陵泉（ようりょうせん）

取り方 下腿外側で腓骨頭の前下方、長腓骨筋腱の前縁に取る。

解剖 長腓骨筋、〈筋枝〉浅腓骨神経、〈皮枝〉外側腓腹皮神経、[血管] 腓骨回旋枝（後脛骨動脈）

臨床 筋や腱の疾患、坐骨神経痛、腓骨神経痛および麻痺、腰痛、膝関節炎およびリウマチ、脚気、半身不随、側胸部の疼痛、帯下、顔面麻痺など

字義 「陽」は外側、陽経、陽病など、「陵」は丘、高まりなど、「泉」は湧き出る、源などの意味。本穴は、陰陵泉に対応する経穴名で、腓骨頭の高まりの近位にあり、陽病の反応点・治療点であることを意味する。

173

陽交・外丘・光明・陽輔・懸鍾

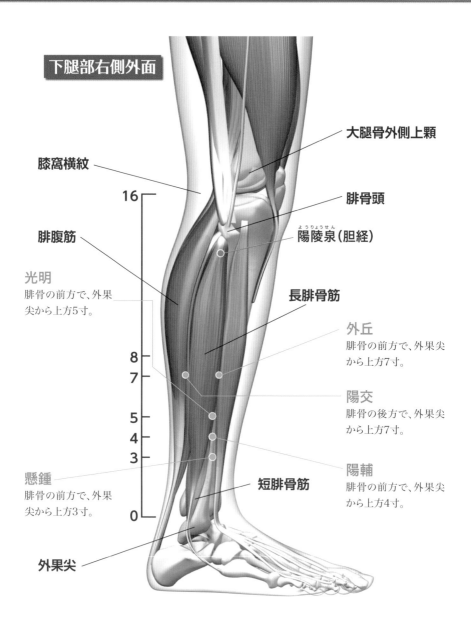

下腿部右側外面

膝窩横紋

大腿骨外側上顆

腓骨頭

陽陵泉（胆経）

腓腹筋

光明
腓骨の前方で、外果
尖から上方5寸。

長腓骨筋

外丘
腓骨の前方で、外果尖
から上方7寸。

陽交
腓骨の後方で、外果尖
から上方7寸。

懸鍾
腓骨の前方で、外果
尖から上方3寸。

短腓骨筋

陽輔
腓骨の前方で、外果尖
から上方4寸。

外果尖

16
8
7
5
4
3
0

174

GB35 陽交 (ようこう)

取り方 外果尖と膝窩横紋外端を結ぶ線上の中間の下方1寸で、外丘の後方に取る。

解剖 長腓骨筋、ヒラメ筋、〈筋枝〉浅腓骨神経、脛骨神経、〈皮枝〉外側腓腹皮神経、[血管] 前脛骨動脈の枝

臨床 筋や腱の疾患、坐骨神経痛、腓骨神経痛および麻痺、腰痛、膝関節炎およびリウマチ、脚気、半身不随、側胸部の疼痛、帯下、顔面麻痺など

字義 「陽」は陽経、外側など、「交」はまじわる、交差するなどの意味を持つ。下腿外側で胆経と陽維脈（奇経）が交差する場所にある経穴という意味である。

GB36 外丘 (がいきゅう)

取り方 外果尖と膝窩横紋外端を結ぶ線上の中間の下方1寸で、陽交の前方に取る。

解剖 長腓骨筋、〈筋枝〉浅腓骨神経、〈皮枝〉外側腓腹皮神経、[血管] 前脛骨動脈の枝

臨床 脛項強（うなじのこわばり）、肋間神経痛など

字義 「外」はそと、外側など、「丘」はおか、高まりなどの意味があることから、下腿外側部における隆起した場所にある経穴という意味である。

GB37 光明 (こうめい)

取り方 外果尖と膝窩横紋外端を結ぶ線上の外果尖から上方5寸で、腓骨前方に取る。

解剖 長腓骨筋、短腓骨筋、〈筋枝〉浅腓骨神経、〈皮枝〉外側腓腹皮神経、[血管] 前脛骨動脈の枝

臨床 浅腓骨神経痛および麻痺など

字義 「光」はひかる、かがやく、「明」はあかるいなどである。本穴の命名の由来は明らかではない。

GB38 陽輔 (ようほ)

取り方 外果尖と膝窩横紋外端を結ぶ線上の外果尖から上方4寸で、腓骨前方に取る。

解剖 短腓骨筋、〈筋枝〉浅腓骨神経、〈皮枝〉外側腓腹皮神経、浅腓骨神経、[血管] 前脛骨動脈の枝

臨床 脚気、足背痛、足関節捻挫など

字義 「陽」は陽経、外側などの意味を持つ。「輔」は補う、ささえるなどの意味があり、ここでは腓骨を指す。腓骨の陽の部にある経穴という意味である。

GB39 懸鍾 (けんしょう)

取り方 外果尖と膝窩横紋外端を結ぶ線上の外果尖から上方3寸で、腓骨前方に取る。

解剖 短腓骨筋、〈筋枝〉浅腓骨神経、〈皮枝〉外側腓腹皮神経、浅腓骨神経、[血管] 前脛骨動脈の枝

臨床 脚気、半身不随、高血圧、動脈硬化症、胃カタル、鼻出血、痔出血など

字義 本穴の命名の由来は明らかではないが、「懸」がかける、ひっかけるなど、「鍾」はつりがね、つくなどの意味があることから、外果を釣鍾に見立て、その近位にある経穴という意味である。本穴の別名を絶骨というが、これは腓骨を指しており、その近くの経穴との意味もある。

丘墟・足臨泣・地五会・侠渓・足竅陰

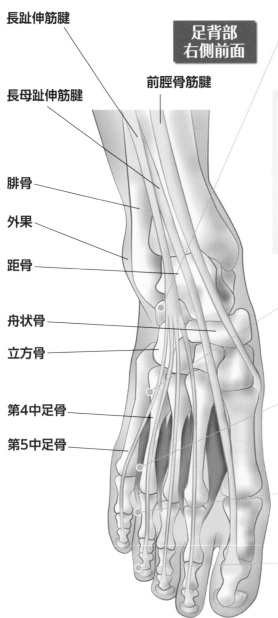

長趾伸筋腱

長母趾伸筋腱

腓骨

外果

距骨

舟状骨

立方骨

第4中足骨

第5中足骨

**足背部
右側前面**

前脛骨筋腱

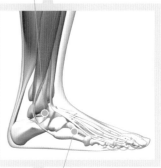

丘墟
外果尖前下方の陥凹部。

足臨泣
第4・第5中足骨底の間。
第5趾の長趾伸筋腱外側
の陥凹部。

地五会
第4中足趾節関節近位の
陥凹部で、第4・第5中足
骨の間。

侠渓
第4・第5趾間で、みずかき
の近位。

足竅陰
足の第4趾、爪甲角の近
位外方0.1寸で、爪甲基
底部の水平線と爪甲外側
縁の垂線とが交わる点。

GB40 丘墟（きゅうきょ）

取り方 足趾を伸展させた際にはっきり現れる長趾伸筋腱の外側陥凹部に取る。

解剖 長指伸筋（腱）、〈筋枝〉深腓骨神経、〈皮枝〉浅腓骨神経、[血管] 外果動脈網

臨床 足関節捻挫、足関節炎およびリウマチ、項強（うなじのこわばり）、側胸痛、下肢外側の神経痛や麻痺、せき、胆のう疾患など

字義 「丘」はおか、高まりなどで、「墟」はあと、うつろ、陥凹部などの意味がある。足背の丘隆した場所にあり、圧迫すると落ち凹む経穴という意味である。

GB41 足臨泣（あしりんきゅう）

取り方 第4・第5中足骨の間を指でなで上げた際、指が止まるところに取る。

解剖 第4背側骨間筋、〈筋枝〉外側足底神経、〈皮枝〉浅腓骨神経、[血管] 第4背側中足動脈

臨床 足関節捻挫、足背痛、婦人科系疾患（月経痛、月経不順、子宮疾患）、胆石症など

字義 頭臨泣（あたまりんきゅう）と同様に、眼疾患を主治する経穴という意味がある。

GB42 地五会（ちごえ）

取り方 第4中足趾節関節後外側の陥凹部に取る。

解剖 第4背側骨間筋、〈筋枝〉外側足底神経、〈皮枝〉浅腓骨神経、[血管] 第4背側中足動脈

臨床 足趾の麻痺など

字義 穴名の由来は明らかではないが、胃経の人迎（じんげい）が別名、天五会（てんごえ）ともいうことから、同穴と相対する経穴名とされる。「地」の文字が入っていることから、おそらく下半身の疾患に効果のある経穴だと推察できる。

GB43 侠渓（きょうけい）

取り方 第4・第5中足趾節関節間の直前の陥凹部に取る。

解剖 第4背側骨間筋、〈筋枝〉外側足底神経、〈皮枝〉浅腓骨神経、[血管] 背側指動脈

臨床 足背痛、足背水腫、めまいなど

字義 「侠」ははさむ、せまいなど、「渓」は細長い谷川、凹み、道すじなどの意味がある。つまり、経脈が第4・第5中足趾節関節の間の細く狭い場所を流れている所の経穴という意味である。

GB44 足竅陰（あしきょういん）

取り方 足の第4指爪根部近位縁に引いた線と外側縁に引いた線との交わる点に取る。

解剖 〈皮枝〉浅腓骨神経、[血管] 背側指動脈

臨床 足背痛、耳および眼の疾患など

字義 頭の竅陰と同様に、腎疾患を主治する経穴という意味である。

12 足の厥陰肝経

胆経の脈気を受けて、足の第1趾外側端から起こり、母趾の外側（小趾側）を上がって、内果の前に出て三陰交穴に至り、脾経と腎経に交わる。分かれて下腿内側の脛骨内面を上行して膝関節に入り、大腿内側から下腹部に入り陰毛髪際より外生殖器をめぐる。鼠径部より斜めに側腹部に至り、肋骨弓に沿い、肝に帰属する。さらに胆をまとい側胸部に散る。別の枝は肝より胸を通り気管を経て、喉頭に達しさらに上がって眼に至り脳をめぐり百会穴に至る。また別の枝は肝より肺に入り、また下行して中脘穴において肺経の起始と連なる。

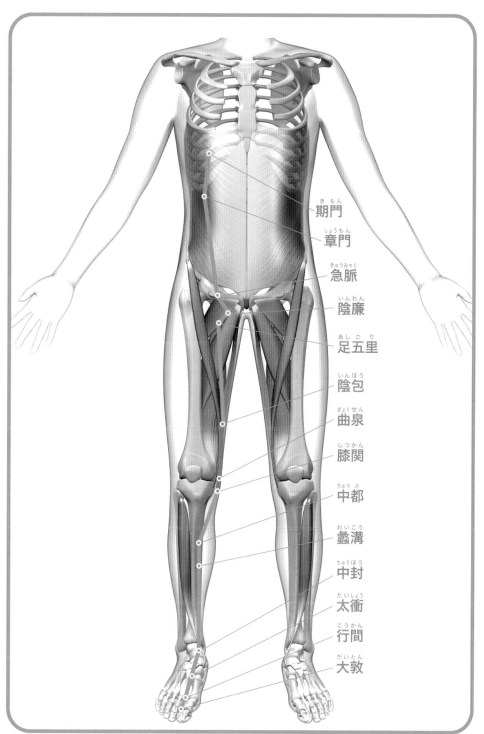

期門 <ruby>期門<rt>き もん</rt></ruby>

章門 <ruby>章門<rt>しょうもん</rt></ruby>

急脈 <ruby>急脈<rt>きゅうみゃく</rt></ruby>

陰廉 <ruby>陰廉<rt>いんれん</rt></ruby>

足五里 <ruby>足五里<rt>あし ご り</rt></ruby>

陰包 <ruby>陰包<rt>いんぽう</rt></ruby>

曲泉 <ruby>曲泉<rt>きょくせん</rt></ruby>

膝関 <ruby>膝関<rt>しつかん</rt></ruby>

中都 <ruby>中都<rt>ちゅう と</rt></ruby>

蠡溝 <ruby>蠡溝<rt>れいこう</rt></ruby>

中封 <ruby>中封<rt>ちゅうほう</rt></ruby>

太衝 <ruby>太衝<rt>たいしょう</rt></ruby>

行間 <ruby>行間<rt>こうかん</rt></ruby>

大敦 <ruby>大敦<rt>だいとん</rt></ruby>

大敦・行間・太衝・中封・蠡溝

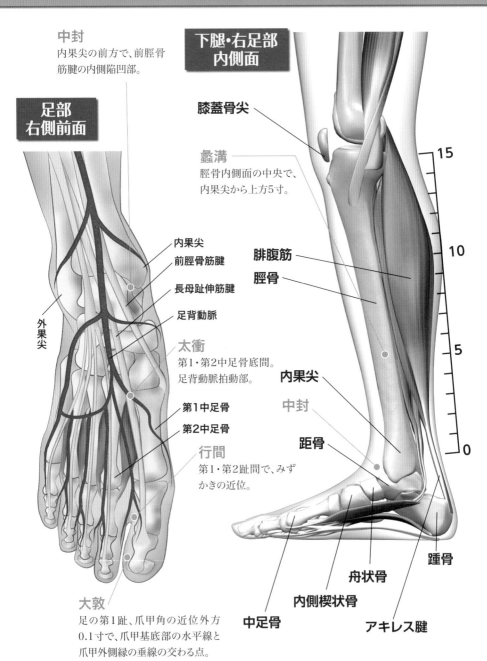

中封
内果尖の前方で、前脛骨筋腱の内側陥凹部。

下腿・右足部内側面

膝蓋骨尖

蠡溝
脛骨内側面の中央で、内果尖から上方5寸。

腓腹筋

脛骨

足部右側前面

内果尖
前脛骨筋腱
長母趾伸筋腱
足背動脈

太衝
第1・第2中足骨底間。足背動脈拍動部。

内果尖

中封

第1中足骨
第2中足骨

距骨

行間
第1・第2趾間で、みずかきの近位。

外果尖

15

10

5

0

踵骨

舟状骨

内側楔状骨

中足骨

アキレス腱

大敦
足の第1趾、爪甲角の近位外方0.1寸で、爪甲基底部の水平線と爪甲外側縁の垂線の交わる点。

LR1 大敦（だいとん）

取り方 足の第1趾爪根部近位縁に引いた線と外側縁に引いた線との交わる点に取る。

解剖 〈皮枝〉深腓骨神経、[血管]背側指動脈

臨床 小児のひきつけ、遺尿症、眼科疾患など

字義 「大」はおおきい、重要、井穴などの意味で、「敦」は熱い、盛ん、大きい、うつなどの意味。肝経の井穴で、経気を盛んに打つ重要な経穴を意味する。

LR2 行間（こうかん）

取り方 第1・第2中足趾節関節間の直前の陥凹部に取る。

解剖 〈皮枝〉深腓骨神経、[血管]背側指動脈

臨床 のぼせ、足底痛、生殖器疾患（陰茎痛、月経不順、子宮出血など）、肋間神経痛、胆石症、糖尿病など

字義 「行」はいく、歩む、進む、流れる、「間」はあいだの意味を持つ。肝経が第1、第2中足骨間を流れいく所にある経穴を意味している。

LR3 太衝（たいしょう）

取り方 第1・第2中足骨間を指でなで上げた際、指が止まるところに取る。

解剖 第1背側骨間筋、〈筋枝〉外側足底神経、〈皮枝〉深腓骨神経、[血管]足背動脈

臨床 肝炎、肝臓肥大、肝硬変など肝疾患、生殖器疾患（精巣炎・子宮出血およびこれらによる腰痛、下腹部・側腹部のひきつり、下肢冷感など）、消化器疾患（腸せん痛、腸炎など）、肋間神経痛、眼科疾患、足背の神経痛や麻痺など

字義 「太」はふとい、重要、原穴・兪穴など、「衝」はつく、つき上げる、うつ、拍動部などの意味がある。肝経の原穴・兪穴で、第1、第2中足骨底間の動脈拍動部にある重要な反応点・治療点であることを意味する。

LR4 中封（ちゅうほう）

取り方 内果尖の前方で、前脛骨筋腱の内側陥凹部に取る。

解剖 前脛骨筋（腱）、〈筋枝〉深腓骨神経、〈皮枝〉伏在神経、[血管]前内果動脈

臨床 足関節炎およびリウマチ、下肢の冷感、下肢の麻痺、泌尿器疾患（尿道炎、膀胱炎など）、生殖器疾患（精巣炎、精力減退）など

字義 「中」はなか、あたる、「封」は閉じる、ふさぐ、封じるなどの意味がある。肝経の病変で経気がふさがったとき、治療することで効果を発揮する経穴という意味である。

LR5 蠡溝（れいこう）

取り方 膝蓋骨尖と内果尖を結ぶ線上で、内果尖から1/3のところ、脛骨の前縁と内側縁の中間に取る。

解剖 〈皮枝〉伏在神経、[血管]下行膝動脈の枝

臨床 精巣炎、月経不順、帯下など

字義 「蠡」はつつき合う、木の新芽を食う虫などで、「溝」はみぞの意味を持つ。肝経の経脈が流通する、病変の現れるところである。

中都・膝関・曲泉・陰包・足五里

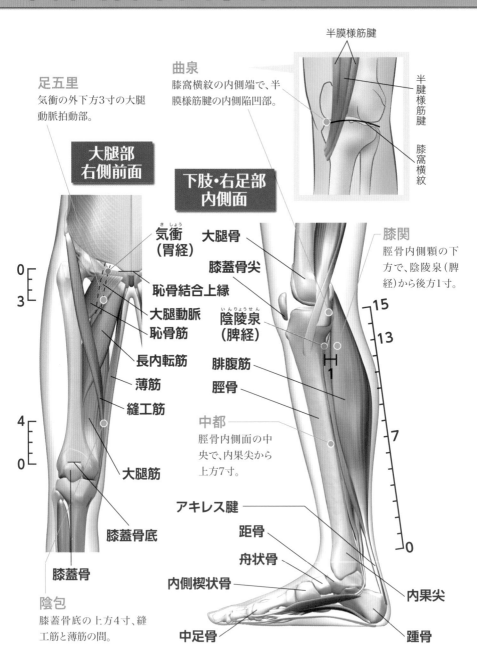

半膜様筋腱

半腱様筋腱

膝窩横紋

曲泉
膝窩横紋の内側端で、半膜様筋腱の内側陥凹部。

足五里
気衝の外下方3寸の大腿動脈拍動部。

**大腿部
右側前面**

**下肢・右足部
内側面**

膝関
脛骨内側顆の下方で、陰陵泉（脾経）から後方1寸。

**気衝
（胃経）**

大腿骨

膝蓋骨尖

恥骨結合上縁

大腿動脈
恥骨筋

**陰陵泉
（脾経）**

長内転筋

薄筋

縫工筋

腓腹筋

脛骨

中都
脛骨内側面の中央で、内果尖から上方7寸。

大腿筋

膝蓋骨底

アキレス腱

距骨

舟状骨

内側楔状骨

内果尖

膝蓋骨

陰包
膝蓋骨底の上方4寸、縫工筋と薄筋の間。

中足骨

踵骨

0
3

4
0

15
13

7

1

0

LR6 中都（ちゅうと）

取り方 膝蓋骨尖と内果尖を結ぶ線上の中間の下方0.5寸で、脛骨の前縁と内側縁の中間に取る。

解剖 〈皮枝〉伏在神経、［血管］下行膝動脈の枝

臨床 生殖器疾患（陰嚢水腫、下腹痛、子宮出血、産後出血など）、てんかんなど

字義 「中」はなか、あたる、「都」はみやこ、君主のいるところ、集まるなどの意味。肝経の郄穴として深くよく経気が集まり、肝経の疾患の治療に効果を発揮する経穴という意味である。

LR7 膝関（しつかん）

取り方 脛骨内側顆の下方で、陰陵泉（脾経）の後方1寸に取る。

解剖 薄筋、半腱様筋、〈筋枝〉閉鎖神経、脛骨神経、〈皮枝〉伏在神経、［血管］内側下膝動脈、下行膝動脈（伏在枝）

臨床 膝関節炎およびリウマチなど

字義 「膝」は膝関節を、「関」はせき、仕切り、かんぬきなどの意味を持つ。膝関節部にあって、膝関節疾患を主治する経穴である。

LR8 曲泉（きょくせん）

取り方 膝関節を屈曲した際、膝窩横紋内端で明確に触れる腱の内側陥凹部に取る。

解剖 薄筋、半腱様筋（腱）、半膜様筋（腱）、〈筋枝〉閉鎖神経、脛骨神経、〈皮枝〉伏在神経、［血管］内側下膝動脈、下行膝動脈（伏在枝）

臨床 膝関節炎およびリウマチ、生殖器疾患（陰のう水腫、尿道炎、遺精症、子宮疾患など）、泌尿器疾患（尿道炎や膀胱炎による尿意頻数と尿道痛、尿閉など）、めまい、神経衰弱、大腿神経痛など

字義 「曲」はまがるなどの意味を持ち、ここでは膝関節部を指す。「泉」はいずみ、地中から湧き出る水、源などの意味がある。膝関節部の合穴として経気がよく反応し、治療点となる経穴である。

LR9 陰包（いんぽう）

取り方 股関節をやや屈曲、外転させ、筋を緊張させると縫工筋が明確に現れ、その筋の後方に取る。

解剖 縫工筋、薄筋、〈筋枝〉大腿神経、閉鎖神経、〈皮枝〉閉鎖神経、［血管］下行膝動脈（大腿動脈の枝）

臨床 月経不順、腎臓や膀胱の疾患による排尿困難、腰痛、下腹痛、閉鎖神経痛、膝関節痛、足根痛など

字義 「陰」は陰経、ここでは特に生殖器を意味している。「包」はつつむの意味で、肝経が生殖器を支配し、また生殖器疾患に用いられる経穴である。

LR10 足五里（あしごり）

取り方 大腿部内側上部で、気衝（胃経）の外下方3寸、大腿動脈の拍動部に取る。

解剖 恥骨筋、長内転筋、〈筋枝〉大腿神経、閉鎖神経、〈皮枝〉陰部大腿神経、［血管］大腿動脈

臨床 閉鎖神経痛、中風（脳卒中後遺症）など

字義 本穴の経穴名の由来は明らかになっていない。

陰廉・急脈・章門・期門
いんれん　きゅうみゃく　しょうもん　きもん

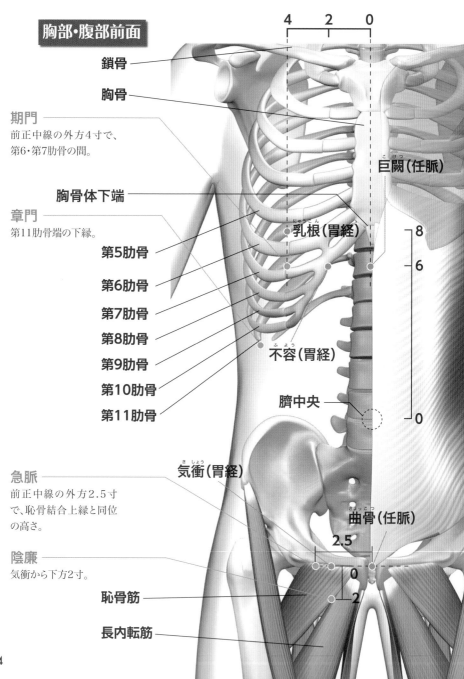

胸部・腹部前面

4　2　0

鎖骨

胸骨

期門
前正中線の外方4寸で、
第6・第7肋骨の間。

巨闕（任脈）

胸骨体下端

章門
第11肋骨端の下縁。

乳根（胃経）

第5肋骨

8

6

第6肋骨

第7肋骨

第8肋骨

不容（胃経）

第9肋骨

第10肋骨

第11肋骨

臍中央

0

急脈
前正中線の外方2.5寸
で、恥骨結合上縁と同位
の高さ。

気衝（胃経）

曲骨（任脈）

2.5

陰廉
気衝から下方2寸。

0

恥骨筋

2

長内転筋

LR11 陰廉(いんれん)

取り方 膝関節を屈曲し、股関節をやや屈曲外転させて、抵抗に抗して太腿を内転させると長内転筋が明確に現れ、その筋の外方に取る。

解剖 恥骨筋、〈筋枝〉大腿神経、〈皮枝〉陰部大腿神経、[血管] 大腿動脈

臨床 閉塞神経痛、精巣炎など

字義 「陰」は陰部、「廉」は角、隅などの意味。陰部の角際にあって、生殖器疾患を主治する経穴という意味である。

LR12 急脈(きゅうみゃく)

取り方 恥骨結合上縁と同位の高さで、曲骨（任脈）の外方2.5寸に取る。

解剖 外腹斜筋、内腹斜筋、精巣挙筋（男子）〈筋枝〉肋間神経、腸骨下腹神経、陰部大腿神経、〈皮枝〉腸骨下腹神経（前皮枝）、腸骨鼠径神経、[血管] 浅腹壁動脈、下腹壁動脈

臨床 生殖器疾患（精巣炎、陰茎痛、大陰唇炎など）など

字義 「急」は急促、はげしい、「脈」は経脈の意味。外陰部の疾患の激しい症状に用いる経穴という意味がある。

LR13 章門(しょうもん)

取り方 側臥して、第11肋骨前端の下縁に取る。

解剖 外腹斜筋・内腹斜筋、〈筋枝〉肋間神経、〈皮枝〉肋間神経（外側皮枝）、[血管] 肋間動脈

臨床 肝疾患（肝炎、肝臓肥大など）、胃腸疾患（嘔吐、消化不良、食欲不振、胃けいれん、腸せん痛など）、半身不随、肋間神経痛、腰痛など

字義 「章」は彩り、あや、一区切り、あきらかなどの意味を持ち、「門」は出入り口の意味がある。脾経の募穴で、病邪の出入りするところにあり、反応点・治療点として効果を発揮する経穴という意味である。

LR14 期門(きもん)

取り方 乳頭中央下方、乳根（胃経）の1肋間下で、巨闕（任脈）の外方4寸に取る。

解剖 大胸筋、〈筋枝〉内側・外側胸筋神経、〈皮枝〉肋間神経（前皮枝・外側皮枝）、[血管] 肋間動脈、胸肩峰動脈

臨床 肝疾患（肝炎、肝臓肥大など）、胆石症、肋間神経痛、肺炎や気管支炎による激しいせき、婦人科疾患（月経不順、子宮内膜炎など）、吃逆（しゃっくり）、神経衰弱など

字義 「期」は時を定める、目当てをつける、待ち受けるなどの意味で、「門」は出入り口の意味を持つ。肝経の募穴として、病邪が出入りするところにあり、反応点・治療点として効果を発揮する経穴という意味である。

13　督脈

小骨盤腔に起こり、会陰部に出て、脊柱に沿って上り第3
胸椎の身柱穴にて2本に分かれて脊柱を離れ風門穴に行き、
第1胸椎の胸道穴にて元に戻り後頭部正中線を上がり、頭
頂部を経て前頭部に至り鼻背を通り、鼻尖より人中を経て
上唇内面の粘膜に終わる。

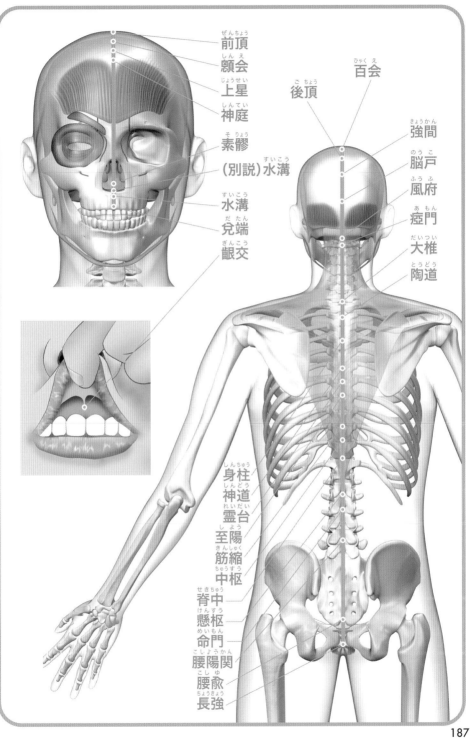

前頂（ぜんちょう）
顖会（しんえ）
上星（じょうせい）
神庭（しんてい）
素髎（そりょう）
（別説）水溝（すいこう）
水溝（すいこう）
兌端（だたん）
齦交（ぎんこう）

百会（ひゃくえ）
後頂（ごちょう）
強間（きょうかん）
脳戸（のうこ）
風府（ふうふ）
瘂門（あもん）
大椎（だいつい）
陶道（とうどう）

身柱（しんちゅう）
神道（しんどう）
霊台（れいだい）
至陽（しよう）
筋縮（きんしゅく）
中枢（ちゅうすう）
脊中（せきちゅう）
懸枢（けんすう）
命門（めいもん）
腰陽関（こしようかん）
腰兪（こしゆ）
長強（ちょうきょう）

長強・腰兪・腰陽関・命門・懸枢・脊中

ちょうきょう・よう・ゆ・こしようかん・めいもん・けんすう・せきちゅう

命門
後正中線上に位置する第2腰椎(L2)棘突起下方の陥凹部。

懸枢
後正中線上に位置する第1腰椎(L1)棘突起下方の陥凹部。

脊中
後正中線上に位置する第11胸椎(T11)棘突起下方の陥凹部。

腰陽関
後正中線上に位置する第4腰椎(L4)棘突起下方の陥凹部。

腰兪
後正中線上、仙骨裂孔に位置する。

長強
尾骨下端と肛門の間。

T11
T12
L1
L2
L3
L4
L5

第12肋骨

ヤコビー線

1/2
1/2

腰部・会陰部背面

仙骨　　尾骨　　　　　腸骨稜　　腸骨

GV1 長強(ちょうきょう)

取り方 伏臥位にし、尾骨下端の下方で、肛門との間に取る。

解剖 肛門尾骨靱帯、外肛門括約筋、〈筋枝〉陰部神経（下直腸神経）、〈皮枝〉陰部神経（下直腸神経）、［血管］内陰部動脈（下直腸動脈）

臨床 肛門疾患（痔疾、痔ろう、脱肛）など

字義 「長」はながい、育つ、養う、盛んなど、「強」はつよい、すこやか、心身の力が強いなどの意味を持つ。陽の気を長じて心身を養い、強壮にする経穴という意味である。

188

GV2 腰兪 (ようゆ)

取り方 殿裂の直上で、仙骨裂孔の陥凹部に取る。

解剖 浅後仙尾靱帯、〈皮枝〉仙骨神経後枝、[血管] 下殿動脈
臨床 腰痛、腰部の冷感、痔疾、膀胱麻痺など

GV3 腰陽関 (こしようかん)

取り方 第4・第5腰椎棘突起間の陥凹部に取る。
※第4腰椎棘突起はヤコビー線と後正中線との交わる点に位置する。

解剖 棘上靱帯、棘間靱帯、棘間筋、〈筋枝〉腰神経後枝、〈皮枝〉腰神経後枝、[血管] 腰動脈背枝
臨床 腰痛、下肢の神経痛およびリウマチ、関節炎や関節痛、腰部および下腹部の冷感、遺尿症、尿意頻数、膀胱炎、膀胱麻痺、便秘など

GV4 命門 (めいもん)

取り方 第2・第3腰椎棘突起間の陥凹部に取る。
※第2腰椎棘突起は両側の第12肋骨端を結ぶ線と後正中線との交わる点に位置する。

解剖 棘上靱帯、棘間靱帯、棘間筋、〈筋枝〉腰神経後枝、〈皮枝〉腰神経後枝、[血管] 腰動脈背枝
臨床 腰痛、腰椎カリエス、精力減退、婦人科系疾患（特に子宮出血）、鼻出血・腸出血・痔出血など出血症状全般など

GV5 懸枢 (けんすう)

取り方 第2腰椎棘突起を求め、その1つ上の第1・第2腰椎棘突起間の陥凹部に取る。

解剖 棘上靱帯、棘間靱帯、棘間筋、〈筋枝〉腰神経後枝、〈皮枝〉腰神経後枝、[血管] 腰動脈背枝
臨床 腰痛、腰椎カリエス、消化器系疾患（嘔吐、消化不良、胃炎、腸炎、下痢）など

GV6 脊中 (せきちゅう)

取り方 第2腰椎棘突起を求め、その上の3棘突起上がった第11・第12胸椎棘突起間の陥凹部に取る。

解剖 棘上靱帯、棘間靱帯、〈皮枝〉胸神経後枝、[血管] 肋間動脈背枝
臨床 脊髄炎、脊椎カリエスなど

中枢・筋縮・至陽・霊台・神道・身柱
<small>ちゅうすう　きんしゅく　しよう　れいだい　しんどう　しんちゅう</small>

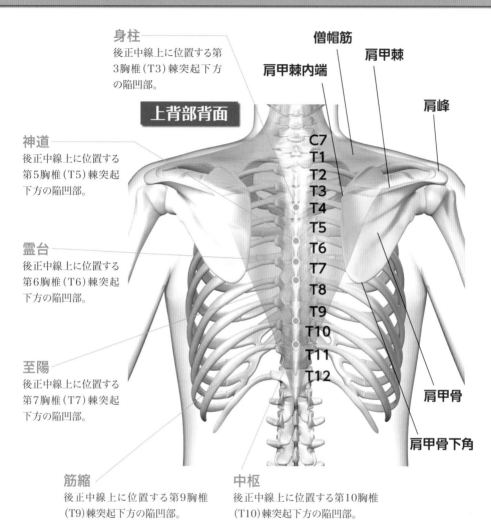

身柱
後正中線上に位置する第3胸椎（T3）棘突起下方の陥凹部。

僧帽筋

肩甲棘

肩甲棘内端

肩峰

上背部背面

神道
後正中線上に位置する第5胸椎（T5）棘突起下方の陥凹部。

C7
T1
T2
T3
T4
T5
T6
T7
T8
T9
T10
T11
T12

霊台
後正中線上に位置する第6胸椎（T6）棘突起下方の陥凹部。

至陽
後正中線上に位置する第7胸椎（T7）棘突起下方の陥凹部。

肩甲骨

肩甲骨下角

筋縮
後正中線上に位置する第9胸椎（T9）棘突起下方の陥凹部。

中枢
後正中線上に位置する第10胸椎（T10）棘突起下方の陥凹部。

GV7 中枢（ちゅうすう）

取り方　左右の肩甲骨下角を結ぶ線と後正中線との交わるところの第7胸椎棘突起を求め、その3棘突起下がった第10・第11胸椎棘突起間の陥凹部に取る。

解剖　棘上靱帯、棘間靱帯、〈皮枝〉胸神経後枝、［血管］肋間動脈背枝

臨床　食道けいれん、背部痛、肋間神経痛、小児かん虫症など

字義　「中」はなか、あたるなどの意味があり、「枢」は重要という意味がある。身体の真ん中にある重要な経穴という意味である。

GV8 筋縮（きんしゅく）

取り方 左右の肩甲骨下角を結ぶ線上で第7胸椎棘突起を求め、その2棘突起下がった第9・第10胸椎棘突起間の陥凹部に取る。

解剖 棘上靱帯、棘間靱帯、〈皮枝〉胸神経後枝、[血管] 肋間動脈背枝

臨床 背部痛、中風（脳卒中後遺症）・小児麻痺・顔面神経痛などの麻痺性疾患、てんかん、ヒステリーなど

字義 「筋」はすじ、筋肉の意味を持ち、五臓色体表の五主で肝に属する。「縮」はちぢむ、治めるの意味があり、筋肉の縮まるところで、筋の弛緩を引き締める、肝と関係した経穴である。

GV9 至陽（しよう）

取り方 左右の肩甲骨下角を結ぶ線上で第7胸椎棘突起を求め、その棘突起下方の陥凹部に取る。

解剖 棘上靱帯、棘間靱帯、〈皮枝〉胸神経後枝、[血管] 肋間動脈背枝

臨床 腎炎、胃疾患（食欲不振、胃酸過多症、胃アトニー）、背部痛など

字義 「至」は到達する「陽」は背部を指し、陽に行くところであり、本穴より上方を人身の陽の部といい、陽と関係のある経穴である。

GV10 霊台（れいだい）

取り方 第7胸椎棘突起を求め、その1つ上の第6・第7胸椎棘突起間の陥凹部に取る。

解剖 棘上靱帯、棘間靱帯、〈皮枝〉胸神経後枝、[血管] 肋間動脈背枝

臨床 喘息、せき、背部痛など

字義 「霊」はたましい、神のみたま、不思議なものなどの意味があり、ここでは心臓を指している。「台」は上にものを乗せて支えるもの、物事のもととなるものの意味がある。心臓を乗せるところという意味で、心臓と関係する経穴である。

GV11 神道（しんどう）

取り方 第7胸椎棘突起を求め、その2つ上の第5・第6胸椎棘突起間の陥凹部に取る。

解剖 棘上靱帯、棘間靱帯、〈皮枝〉胸神経後枝、[血管] 肋間動脈背枝

臨床 機能的疾患（神経衰弱、ヒステリー、てんかん、小児のひきつけなど）、心悸亢進症など

字義 「神」は天の神、精神、心などの意味があり、五臓色体表の五精で心に属する。「道」はみちを意味し、心臓に通じるところ、心臓と関係ある経穴である。

GV12 身柱（しんちゅう）

取り方 後正中線と肩甲棘内端の水平線の交わるところの第3胸椎棘突起下方の陥凹部に取る。

解剖 棘上靱帯、棘間靱帯、〈皮枝〉胸神経後枝、[血管] 肋間動脈背枝

臨床 脊髄炎、脊椎カリエスなど

字義 「身」はからだ、体幹、「柱」ははしら、支持する物、つまり支柱を指し、身体の大切なところにあるという意味である。

陶道・大椎・瘂門・風府・脳戸・強間

<small>とうどう　だいつい　あもん　ふうふ　のうこ　きょうかん</small>

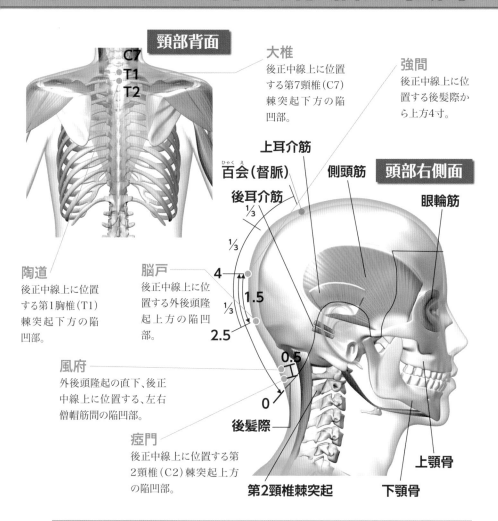

頸部背面

C7
T1
T2

大椎
後正中線上に位置
する第7頸椎(C7)
棘突起下方の陥
凹部。

強間
後正中線上に位
置する後髪際か
ら上方4寸。

上耳介筋

百会(督脈)
<small>ひゃくえ</small>

側頭筋

頭部右側面

後耳介筋

眼輪筋

1/3
1/3
1/3

4
1.5
2.5
0.5
0

陶道
後正中線上に位置
する第1胸椎(T1)
棘突起下方の陥
凹部。

脳戸
後正中線上に位
置する外後頭隆
起上方の陥凹
部。

風府
外後頭隆起の直下、後正
中線上に位置する、左右
僧帽筋間の陥凹部。

瘂門
後正中線上に位置する第
2頸椎(C2)棘突起上方
の陥凹部。

後髪際

第2頸椎棘突起

上顎骨

下顎骨

GV13 陶道(とうどう)

取り方 後頸部で、最も隆起した棘突起である第7頸椎
棘突起を求め、その1つ下の第1・第2胸椎棘突起間の陥凹
部に取る。

解剖 棘上靱帯、棘間靱帯、〈皮枝〉胸神経後枝、[血管]肋間動脈背
枝

臨床 感冒、頭痛、頭重、めまい、項強(うなじのこわばり)など

字義 「陶」は焼き物、
ひらく、喜ぶ、やしなうなど、
「道」はみちの意味があり、道
を開く、つまり陽の脈の海(督
脈を指す)として陽気の運行
を発揚する場所で陽気のうっ
帯から生じる病に効果のある
経穴である。

GV14 大椎（だいつい）

取り方 後頸部で最も隆起している第7頸椎棘突起を求め、第7頸椎・第1胸椎棘突起間の陥凹部に取る。

解剖 棘上靱帯、棘間靱帯、棘間筋、〈筋枝〉頸神経後枝、〈皮枝〉頸神経後枝、[血管] 頸横動脈上行枝

臨床 頸項強（うなじのこわばり）、頭痛、鼻出血、鼻カタルや扁桃炎による発熱など

字義 「大」は大きい、大切など、「椎」は椎骨を意味し、大きな椎骨の意味で、第7頸椎（隆椎）を指す。また、すべての陽経と交わり、陽病に用いる重要な経穴という意味である。

GV15 瘂門（あもん）

取り方 項窩の中央で後髪際の上方、風府の下方0.5寸に取る。

解剖 項靱帯、棘間筋、〈筋枝〉頸神経後枝、〈皮枝〉頸神経後枝、[血管] 頸横動脈上行枝

臨床 脳溢血、高血圧などによる言語障害、頸項強（うなじのこわばり）など

字義 「瘂」は言語を発し得ない病、「門」は出入り口の意味で、言語障害を主治する経穴という意味がある。

GV16 風府（ふうふ）

取り方 軽く頸部を後屈させ、後髪際中央から後頭骨へ指でなで上げた際、指が止まるところに取る。

解剖 項靱帯、〈皮枝〉大後頭神経、[血管] 後頭動脈、頸横動脈上行枝

臨床 鼻疾患（鼻出血、蓄膿症、鼻カタル）、脳充血、脳溢血、高血圧、頭痛、神経衰弱、言語障害など

字義 「風」はかぜ、風邪、中風など、「府」は人やものが集まるところ、反応点などの意味であり、風邪（外感病邪の一つ）の集まるところという意味である。

GV17 脳戸（のうこ）

取り方 後正中線の垂線と外後頭隆起上縁の水平線の交わる点にある陥凹部に取る。玉枕（膀胱経）と同位の高さ。

解剖 後頭筋、〈筋枝〉顔面神経、〈皮枝〉大後頭神経、[血管] 後頭動脈

臨床 脳充血、後頭神経痛など

字義 脳の戸口、脳の出入り口を意味する。つまり、脳疾患の反応点・治療点となる経穴となる。

GV18 強間（きょうかん）

取り方 脳戸の上方1.5寸で、脳戸と百会を線で結んで3等分して、脳戸から⅓のところに取る。

解剖 帽状腱膜、〈皮枝〉大後頭神経、[血管] 後頭動脈

臨床 頭痛、脳充血、高血圧、てんかんなど

字義 「強」はつよい、体力や気力が強いなど、「間」はあいだ、安んずる、転じて癒すの意味があり、脳を健やかにする経穴である。

後頂・百会・前頂・顖会・上星

百会
前正中線上に位置する前髪際から後方5寸。

前頂
前正中線上に位置する前髪際から後方3.5寸。

顖会
前正中線上に位置する前髪際から後方2寸。

後頂
後正中線上に位置する後髪際から上方5.5寸。

上星
前正中線上に位置する前髪際から後方1寸。

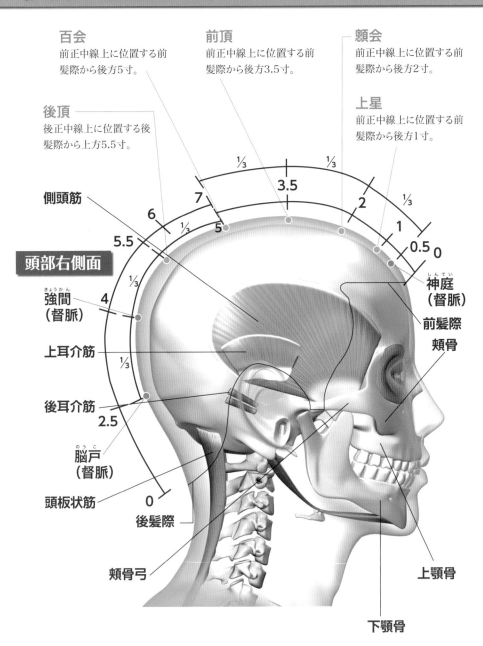

頭部右側面

側頭筋

強間
（督脈）

上耳介筋

後耳介筋

脳戸
（督脈）

頭板状筋

後髪際

頬骨弓

神庭
（督脈）

前髪際

頬骨

上顎骨

下顎骨

¹⁄₃ ¹⁄₃ ¹⁄₃ ¹⁄₃ ¹⁄₃ ¹⁄₃ ¹⁄₃

3.5 7 6 5 5.5 2 1 0.5 0 4 2.5 0

GV19 後頂（ごちょう）

取り方 脳戸の上方3寸で、脳戸と百会を線で結んで3等分して、百会から⅓のところに取る。

解剖 帽状腱膜、〈皮枝〉大後頭神経、[血管] 後頭動脈

臨床 頭痛、めまいなど

字義 「後」はうしろ、「頂」はいただき、頭頂骨。本穴は前頂に対応した経穴名で、頭頂部の百会の後方にある経穴を意味している。

GV20 百会（ひゃくえ）

取り方 耳を折り返したとき、左右耳尖を結ぶ線の中間に取る。

解剖 帽状腱膜、〈皮枝〉大後頭神経、眼神経（三叉神経第1枝）、[血管] 眼窩上動脈、浅側頭動脈、後頭動脈

臨床 脳疾患全般（脳充血、脳溢血、高血圧、神経衰弱、てんかん、不眠症、頭痛など）、鼻疾患（蓄膿症など）、肛門疾患（痔核、脱肛）など

字義 「百」は百回、多い、十分などの意味があり、「会」はあう、合する、交わるなどの意味がある。このことから、本穴は多くの経脈が集まり、交わるところを意味しており、人身の陽気を整えるために重要な経穴である。

GV21 前頂（ぜんちょう）

取り方 百会の前方1.5寸で、百会と神庭を線で結んで3等分して、百会から⅓のところに取る。

解剖 帽状腱膜、〈皮枝〉眼神経（三叉神経第1枝）、[血管] 眼窩上動脈

臨床 百会の補助穴

字義 「前」はまえ、「頂」はいただき、頭頂骨。本穴は、後頂に対応した経穴名で、頭頂部の百会の前方にある経穴を意味している。

GV22 顖会（しんえ）

取り方 百会の前方3寸で、百会と神庭を線で結んで3等分して、神庭から⅓のところに取る。

解剖 帽状腱膜、前頭筋、〈筋枝〉顔面神経（側頭枝・頬骨枝）、〈皮枝〉眼神経（三叉神経第1枝）、[血管] 眼窩上動脈

臨床 神経衰弱、不眠症、高血圧、頭痛、蓄膿症など

字義 「顖」は頭蓋骨を象ってできた文字で、頂きなど、「会」はあう、合する、交わるなどの意味がある。頭蓋骨で大泉門部に当たるところにある経穴である。

GV23 上星（じょうせい）

取り方 顖会の前方で、前髪際との中間に取る。

解剖 前頭筋、〈筋枝〉顔面神経（側頭枝・頬骨枝）、〈皮枝〉眼神経（三叉神経第1枝）、[血管] 滑車上動脈、眼窩上動脈

臨床 眼疾患、鼻疾患、眼窩上神経痛など

字義 「上」はうえ、かしら、「星」はほし、小さな点を意味し、頭部にある重要な経穴という意味である。

神庭・素髎・水溝・兌端・齦交

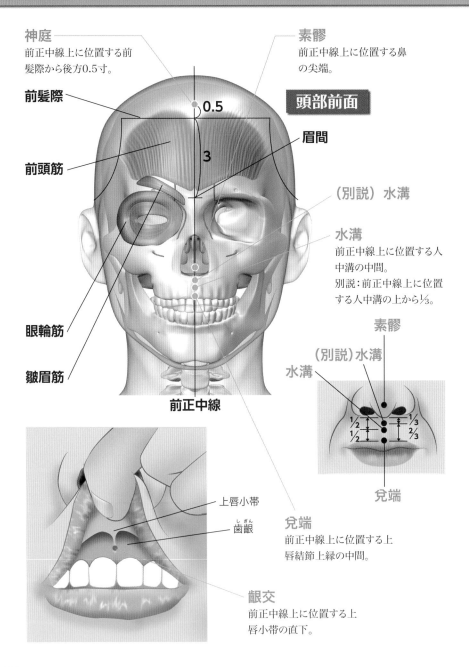

神庭
前正中線上に位置する前
髪際から後方0.5寸。

素髎
前正中線上に位置する鼻
の尖端。

頭部前面

前髪際

0.5

眉間

3

前頭筋

（別説）水溝

水溝
前正中線上に位置する人
中溝の中間。
別説：前正中線上に位置
する人中溝の上から⅓。

素髎

（別説）水溝

水溝

½ ⅓
½ ⅔

眼輪筋

皺眉筋

前正中線

兌端

上唇小帯

歯齦

兌端
前正中線上に位置する上
唇結節上縁の中間。

齦交
前正中線上に位置する上
唇小帯の直下。

GV24 神庭(しんてい)

取り方 ▶ 前髪際の後方0.5寸で、前髪際がはっきりしない場合は、眉間の中点上方3.5寸に取る。

解剖 前頭筋、〈筋枝〉顔面神経（側頭枝・頬骨枝）、〈皮枝〉眼神経（三叉神経第1枝）、[血管] 滑車上動脈、眼窩上動脈

臨床 神経衰弱、不眠症、高血圧、頭痛、蓄膿症など

字 義 ▶ 「神」はかみ、精神、心、「庭」はにわ。精神・神経疾患を主治する経穴を意味している。

GV25 素髎(そりょう)

取り方 ▶ 鼻の尖端の中央で、指で押すと特にへこむところに取る。

解剖 〈皮枝〉眼神経（三叉神経第1枝）、[血管] 顔面動脈、鼻背動脈

臨床 鼻づまり、鼻出血など

字 義 ▶ 「素」はもと、白糸、ありのまま、「髎」は角すみ。鼻尖部にある経穴である。

GV26 水溝(すいこう)

取り方 ▶ 前正中線上で、鼻中隔直下と上唇結節上縁の中間に取る。

解剖 口輪筋、〈筋枝〉顔面神経（頬筋枝・下顎縁枝）、〈皮枝〉上顎神経（三叉神経第2枝）、[血管] 上唇動脈

臨床 脳充血、脳溢血、ヒステリー、てんかんなどの症状や緊急の事故などによる人事不省の際の気付けに用いられる

字 義 ▶ 水の溝、すなわち、鼻水の流れる溝（人中）にある経穴である。

GV27 兌端(だたん)

取り方 ▶ 前正中線上で、上唇結節上縁に取る。

解剖 口輪筋、〈筋枝〉顔面神経（頬筋枝・下顎縁枝）、〈皮枝〉上顎神経（三叉神経第2枝）、[血管] 上唇動脈

臨床 顔面神経麻痺（あまり用いない）など

字 義 ▶ 「兌」はかえる、取り替える、なめらか、移行部、「端」ははし。上唇中央先端で、皮膚と粘膜の移行部にある経穴である。

GV28 齦交(ぎんこう)

取り方 ▶ 上唇をめくりあげ、上唇小帯と歯齦との移行部に取る。

解剖 上唇小帯、〈皮枝〉上顎神経（三叉神経第2枝）、[血管] 前上歯槽動脈

臨床 現在はあまり使用されない

字 義 ▶ 「齦」は歯ぐき、上歯根、「交」はまじわる。歯肉部にあり、任脈、督脈および胃経の交わるところにある経穴である。

14 任脈

小骨盤腔に起こり、会陰部に出て、生殖器に帰属し鼠径部から腹部正中線を上行し、さらに胸部正中線を上がり、咽喉部をめぐり口唇に至って督脈と合わさる。別の枝は口唇から下眼窩に至り承泣穴にて胃経と合わさる。

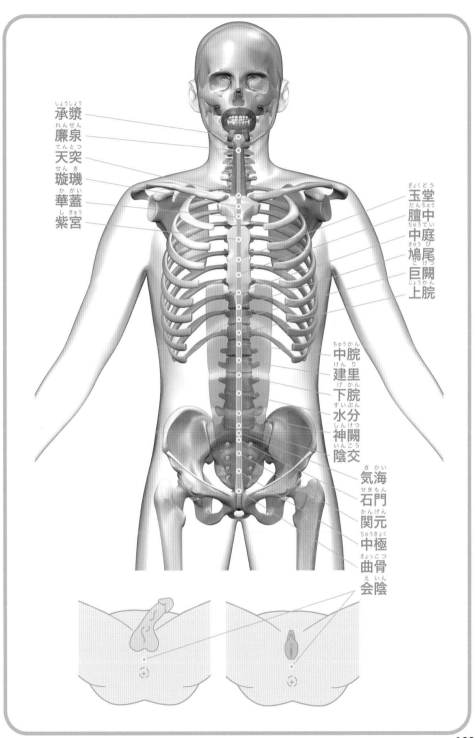

承漿
（しょうしょう）
廉泉
（れんせん）
天突
（てんとつ）
璇璣
（せんき）
華蓋
（かがい）
紫宮
（しきゅう）

玉堂
（ぎょくどう）
膻中
（だんちゅう）
中庭
（ちゅうてい）
鳩尾
（きゅうび）
巨闕
（こけつ）
上脘
（じょうかん）

中脘
（ちゅうかん）
建里
（けんり）
下脘
（げかん）
水分
（すいぶん）
神闕
（しんけつ）
陰交
（いんこう）

気海
（きかい）
石門
（せきもん）
関元
（かんげん）
中極
（ちゅうきょく）
曲骨
（きょっこつ）
会陰
（えいん）

199

会陰・曲骨・中極・関元・石門・気海
<small>え　いん　きょっこつ　ちゅうきょく　かんげん　せきもん　き　かい</small>

関元
前正中線上で、臍中央か
ら下方3寸。

石門
前正中線上で、臍中央か
ら下方2寸。

気海
前正中線上で、臍中央か
ら下方1.5寸。

**下腹部・
会陰部前面**

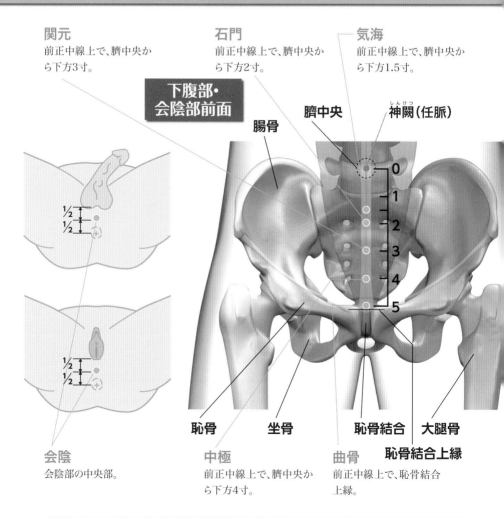

臍中央

神闕（任脈）
<small>しんけつ</small>

腸骨

0
1
2
3
4
5

恥骨　　坐骨

恥骨結合　大腿骨

恥骨結合上縁

会陰
会陰部の中央部。

中極
前正中線上で、臍中央か
ら下方4寸。

曲骨
前正中線上で、恥骨結合
上縁。

CV1 会陰（えいん）

取り方 側臥位あるいは膝胸位で、男性は肛門と陰のう
根部とを結ぶ線の中間に、女性は肛門と後陰唇交連とを結
ぶ線の中間に取る。

解剖 会陰腱中心、外肛門括約筋、〈筋枝〉陰部神経、〈皮枝〉後大腿皮
神経（会陰枝）、陰部神経（下直腸神経・会陰神経）、[血管] 内陰部動脈
臨床 慢性肛門疾患など

字義 「会」は相い合
する、集結する、「陰」は、前陰、
後陰（生殖器と肛門）を指し、
会陰部にある経穴という意味
である。

CV2 曲骨（きょっこつ）

取り方 下腹部正中線上で、恥骨結合の上縁に取る。

解剖 白線、〈皮枝〉腸骨下腹神経（前皮枝）、腸骨鼠径神経、[血管] 浅腹壁動脈、下腹壁動脈

臨床 泌尿器系疾患（尿道炎、膀胱炎、膀胱麻痺、尿閉）、生殖器疾患（下腹部痛、帯下）など

字義 曲骨は現在の恥骨に当たり、その近位にあるという部位を示す経穴名である。

CV3 中極（ちゅうきょく）

取り方 下腹部正中線上で、臍中央の下方4寸、曲骨の上方1寸に取る。

解剖 白線、〈皮枝〉腸骨下腹神経（前皮枝）、[血管] 浅腹壁動脈、下腹壁動脈

臨床 膀胱疾患（膀胱炎、膀胱麻痺、尿道カタル、夜尿症）、生殖器疾患（前立腺炎、子宮内膜炎、帯下、月経不順、月経痛、不妊症、下腹部の冷感や緊張感）、坐骨神経痛など

字義 「中」はなか、あたる、「極」はきわめる、最上位、転じて重要。ここでは、重要器官を入れているので極といい、重要器官の反応点・治療点であることを意味する。

CV4 関元（かんげん）

取り方 臍（神闕）と曲骨とを結ぶ線の中間の下方0.5寸に取る。

解剖 白線、〈皮枝〉肋間神経（前皮枝）、腸骨下腹神経（前皮枝）、[血管] 浅腹壁動脈、下腹壁動脈

臨床 小腸疾患（消化不良、腸カタル）、生殖器疾患（精巣炎、子宮疾患、不妊症、月経不順、月経痛）、泌尿器疾患（尿閉、尿意頻頻数、夜尿症）、肛門疾患など

字義 「関」はせき、しきり、かんぬき、重要、「元」は人が集まるもと、はじめ、大きい。先天の原気と後天の原気が集まる重要な経穴である。

CV5 石門（せきもん）

取り方 臍（神闕）と曲骨とを結ぶ線の中間の上方0.5寸に取る。

解剖 白線、〈皮枝〉肋間神経（前皮枝）、[血管] 浅腹壁動脈、下腹壁動脈

臨床 小腸疾患（消化不良、腸カタル）、生殖器疾患（精巣炎、子宮疾患、不妊症、月経不順、月経痛）、泌尿器疾患（尿閉、尿意頻頻数、夜尿症）、肛門疾患など

字義 「石」はいし、石ぶみ、固いものの形容、「門」は出入口の意味で、硬結や腫瘤などを主治する経穴の意味である。

CV6 気海（きかい）

取り方 下腹部正中線上で、臍中央の下方1.5寸に取る。

解剖 白線、〈皮枝〉肋間神経（前皮枝）、[血管] 浅腹壁動脈、下腹壁動脈

臨床 腸疾患（腸カタル、腸せん痛）、機能的疾患（ヒステリー）、泌尿器疾患、生殖器疾患（子宮筋腫、月経不順）、腰痛、下肢の冷感など

字義 「気」は精気、エネルギー、水蒸気などで、「海」はうみ、広くて大きい、集まるなどの意味がある。元気の集まるところにある経穴の意味となる。

陰交・神闕・水分・下脘・建里・中脘
いんこう しんけつ すいぶん げかん けんり ちゅうかん

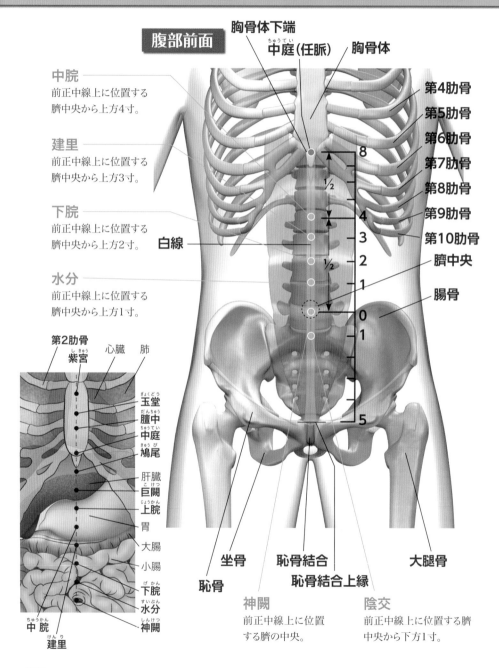

腹部前面

中脘
前正中線上に位置する
臍中央から上方4寸。

建里
前正中線上に位置する
臍中央から上方3寸。

下脘
前正中線上に位置する
臍中央から上方2寸。

白線

水分
前正中線上に位置する
臍中央から上方1寸。

胸骨体下端
中庭(任脈)
胸骨体

第4肋骨
第5肋骨
第6肋骨
第7肋骨
第8肋骨
第9肋骨
第10肋骨
臍中央
腸骨

8
1/2
4
3
2
1/2
1
0
1

5

第2肋骨
紫宮 心臓 肺
玉堂
膻中
中庭
鳩尾
肝臓
巨闕
上脘
胃
大腸
小腸
下脘
水分
中脘
神闕
建里

坐骨 恥骨結合 大腿骨
恥骨 恥骨結合上縁

神闕
前正中線上に位置
する臍の中央。

陰交
前正中線上に位置する臍
中央から下方1寸。

202

CV7 陰交（いんこう）

取り方 下腹部正中線上で、臍中央の下方1寸に取る。

解剖 白線、〈皮枝〉肋間神経（前皮枝）、[血管] 浅腹壁動脈、下腹壁動脈

臨床 腸疾患（腸カタル、腸せん痛）、機能的疾患（ヒステリー）、泌尿器疾患、生殖器疾患（子宮筋腫、月経不順）、腰痛、下肢の冷感など

字義 「陰」はかげ、陰経の意味があり、「交」はまじわるという意味がある。任脈、少陰腎経と衝脈（奇経）が交わるところにある経穴である。

CV8 神闕（しんけつ）

取り方 臍の中央に取る。

解剖 〈皮枝〉肋間神経（前皮枝）、[血管] 浅腹壁動脈、下腹壁動脈、上腹壁動脈

臨床 消化器系疾患（消化不良、食欲不振、胃アトニー）、婦人科疾患（子宮脱など）、夏負け、全身倦怠など

字義 「神」はかみ、精神、心の意味で、「闕」は門を意味する。心臓に宿る精神の出入りする経穴という意味である。

CV9 水分（すいぶん）

取り方 上腹部正中線上で、臍中央の上方1寸に取る。

解剖 白線、〈皮枝〉肋間神経（前皮枝）、[血管] 上腹壁動脈

臨床 胃疾患（特に胃下垂や胃アトニーなどの胃内停水）、腎炎、小便不利、下痢など

字義 「水」の清濁を「分」けるところにある経穴という意味で、不要の水分はここから膀胱（ぼうこう）へ、不要の残渣は大腸へと送られる。

CV10 下脘（げかん）

取り方 上腹部正中線上で、臍中央の上方2寸に取る。

解剖 白線、〈皮枝〉肋間神経（前皮枝）、[血管] 上腹壁動脈

臨床 胃疾患（胃下垂、胃拡張、胃けいれんなど）、腎疾患など

字義 「下」はした、「脘」は胃袋、油の意味があり、上脘、中脘に対応する穴名で、胃の下部（幽門部）にある、胃疾患を主治する経穴という意味である。

CV11 建里（けんり）

取り方 上腹部正中線上で、中脘を取り、その下方1寸に取る。

解剖 白線、〈皮枝〉肋間神経（前皮枝）、[血管] 上腹壁動脈

臨床 胃疾患（胃下垂、胃拡張、胃けいれんなど）、腎疾患など

字義 「建」はたてる、たつ、おこる、「里」はさと、道のりという意味がある。胃の次にくる小腸のはじまるところにある経穴という意味である。

CV12 中脘（ちゅうかん）

取り方 上腹部正中線上で、胸骨体下端（中庭）と臍中央（神闕）との中間に取る。

解剖 白線、〈皮枝〉肋間神経（前皮枝）、[血管] 上腹壁動脈

臨床 胃疾患、腸カタル、腸せん痛、子宮や内臓の位置異常、悪阻（つわり）、神経衰弱、不眠症など

字義 「中」はなか、「脘」は胃袋、油の意味がある。胃の中央部にあって、胃疾患の反応点・治療点として重要な経穴である。

上脘・巨闕・鳩尾・中庭・膻中・玉堂

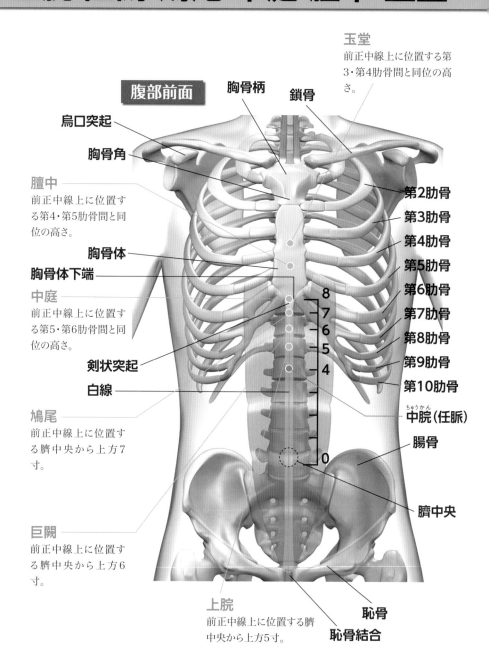

腹部前面

玉堂
前正中線上に位置する第
3・第4肋骨間と同位の高
さ。

胸骨柄　　鎖骨

烏口突起

胸骨角

膻中
前正中線上に位置す
る第4・第5肋骨間と同
位の高さ。

第2肋骨
第3肋骨
第4肋骨
第5肋骨
第6肋骨
第7肋骨
第8肋骨
第9肋骨
第10肋骨

胸骨体

胸骨体下端

中庭
前正中線上に位置す
る第5・第6肋骨間と同
位の高さ。

剣状突起

白線

中脘(任脈)

腸骨

鳩尾
前正中線上に位置す
る臍中央から上方7
寸。

臍中央

巨闕
前正中線上に位置す
る臍中央から上方6
寸。

8
7
6
5
4

0

上脘
前正中線上に位置する臍
中央から上方5寸。

恥骨

恥骨結合

CV13 上脘（じょうかん）

取り方 上腹部正中線上で、中脘を取り、その上方1寸に取る。

解剖 白線、〈皮枝〉肋間神経（前皮枝）、[血管] 上腹壁動脈
臨床 胃疾患、腸カタル、腸せん痛、子宮や内臓の位置異常、悪阻（つわり）、神経衰弱、不眠症など

字義 「上」はうえ、「脘」は胃袋、油の意味があり、胃の上部（噴門部）にある、胃疾患を主治する経穴である。

CV14 巨闕（こけつ）

取り方 上腹部正中線上で、中脘を取り、その上方2寸に取る。

解剖 白線、〈皮枝〉肋間神経（前皮枝）、[血管] 上腹壁動脈
臨床 心疾患（心臓部の疼痛、心悸亢進症、狭心症など）、胃疾患（胃けいれん、胃酸過多、胃拡張、嘔吐など）、喘息、せき、上・下肢の神経痛やリウマチ、腰痛など

字義 「巨」は大きい、重要、「闕」は門を意味する。心経の募穴として心臓の精気が出入りするところの意味で、心疾患の反応点・治療点として重要な経穴であることを意味する。

CV15 鳩尾（きゅうび）

取り方 上腹部正中線上で、胸骨体下端の下方1寸に取る。

解剖 白線、〈皮枝〉肋間神経（前皮枝）、[血管] 上腹壁動脈
臨床 心臓神経症、喘息、気管支炎、神経衰弱、吃逆（しゃっくり）、嘔吐など

字義 鳩尾は現在でいう胸骨剣状突起を指し、その近位（直下）にある経穴という意味である。

CV16 中庭（ちゅうてい）

取り方 前正中線上と胸骨体下端の交わる点に取る。

解剖 〈皮枝〉肋間神経（前皮枝）、[血管] 内胸動脈の枝
臨床 心臓部の疼痛、食道狭窄など

字義 「中」はなか、あたる、「庭」はにわ、家の前の広場などの意味がある。心臓部の前庭に当たるところにある経穴である。

CV17 膻中（だんちゅう）

取り方 胸骨前面の正中線上、両乳頭を結ぶ線との交わる点で、第4・第5肋骨間の高さに取る。

解剖 〈皮枝〉肋間神経（前皮枝）、[血管] 内胸動脈の枝
※第4肋間に先天性胸骨裂孔が生じることがある。刺鍼の際は注意する。
臨床 狭心症など心疾患、神経衰弱、ヒステリー、肋間神経痛、乳汁分泌不足、背部痛など

字義 「膻」は肌を脱ぐ、胆（胆のう）、心包、「中」はなか、あたるなどの意味があり、心臓下の心包の場所にある募穴として重要な経穴である。

CV18 玉堂（ぎょくどう）

取り方 胸骨角（第2肋骨の高さ）を基準として、胸骨前面の正中線上で第3・第4肋骨間の高さに取る。

解剖 〈皮枝〉肋間神経（前皮枝）、[血管] 内胸動脈の枝
臨床 狭心症など心疾患、神経衰弱、ヒステリー、肋間神経痛、乳汁分泌不足、背部痛など

字義 美しい殿堂との意味があり、心臓部にある経穴を意味している。

紫宮・華蓋・璇璣・天突・廉泉・承漿

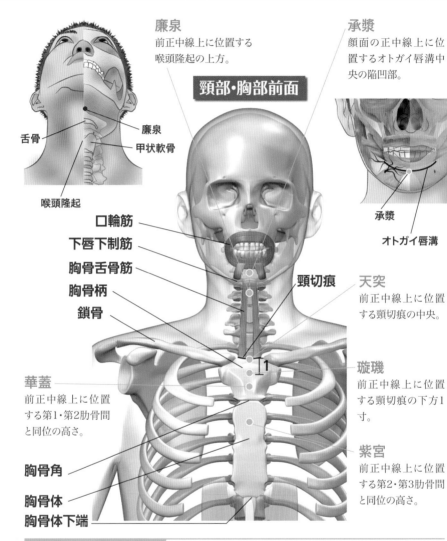

廉泉
前正中線上に位置する
喉頭隆起の上方。

承漿
顔面の正中線上に位
置するオトガイ唇溝中
央の陥凹部。

頸部・胸部前面

舌骨
廉泉
甲状軟骨
喉頭隆起

承漿
オトガイ唇溝

口輪筋
下唇下制筋
胸骨舌骨筋
胸骨柄
鎖骨

頸切痕

天突
前正中線上に位置
する頸切痕の中央。

璇璣
前正中線上に位置
する頸切痕の下方1
寸。

華蓋
前正中線上に位置
する第1・第2肋骨間
と同位の高さ。

胸骨角
胸骨体
胸骨体下端

紫宮
前正中線上に位置
する第2・第3肋骨間
と同位の高さ。

CV19 紫宮（しきゅう）

取り方 胸骨前面の正中線上で、胸骨角（第2肋骨の高さ）
の下方、第2・第3肋間の高さに取る。

解剖 〈皮枝〉肋間神経（前皮枝）、[血管] 内胸動脈の枝
臨床 膻中の補助穴。

字義 経穴名は君主
の玉座を意味し、心臓部にあ
る重要な経穴であることを意
味する。

CV20 華蓋（かがい）

取り方 胸骨前面の正中線上で、胸骨角（第2肋骨の高さ）の上方、第1・第2肋間の高さに取る。

解剖 〈皮枝〉鎖骨上神経、肋間神経（前皮枝）、[血管] 内胸動脈の枝

臨床 狭心症など心疾患、神経衰弱、ヒステリー、肋間神経痛、乳汁分泌不足、背部痛など

字義 五臓の最上部にある、蓮の花の形に見える肺を指しており、肺と関係のある経穴という意味である。

CV21 璇璣（せんき）

取り方 前正中線上で、天突の下方1寸に取る。

解剖 〈皮枝〉鎖骨上神経、肋間神経（前皮枝）、[血管] 内胸動脈の枝

臨床 狭心症など心疾患、神経衰弱、ヒステリー、肋間神経痛、乳汁分泌不足、背部痛など

字義 「璇」は美しい赤玉、「璣」は丸くない小さな玉の意味があり、美しく高貴な玉のことで、重要性を意味する。心臓部にある経穴という意味がある。

CV22 天突（てんとつ）

取り方 前正中線上で、胸骨頸切痕の直上の最も深くくぼんでいるところに取る。

解剖 胸骨舌骨筋、〈筋枝〉頸神経ワナ、〈皮枝〉頸横神経、[血管] 下甲状腺動脈

臨床 呼吸器系疾患（咽頭カタル、気管支カタル、喘息、せき、扁桃炎）など

字義 「天」は天部、ここでは頸より上の部分を意味し、「突」はつく、刺すなどの意味がある。頭部の病変に対し、効果を発揮する経穴という意味である。

CV23 廉泉（れんせん）

取り方 前正中線上で、頸部を軽く後屈させて舌骨に触れ、その上方陥凹部に取る。

解剖 〈皮枝〉頸横神経、[血管] 上甲状腺動脈

臨床 舌や咽喉の疾患など

字義 「廉」は角、ほとり、「泉」はいずみ、湧く、はじまりなどの意味がある。咽頭隆起と舌骨との角にある経穴という意味である。

CV24 承漿（しょうしょう）

取り方 顔面の正中線上で、オトガイ唇溝の中央に取る。

解剖 口輪筋、下唇下制筋、〈筋枝〉顔面神経（下顎縁枝）、〈皮枝〉下顎神経（三叉神経第3枝）、[血管] 下唇動脈

臨床 顔面神経麻痺、三叉神経痛、下歯痛、言語障害など

字義 「承」は受ける、うけたまわるなどの意味がある。「漿」は汁、白い水、どろどろした飲み物などの意味があり、ここではつばやよだれを指している。つばやよだれを受けるところにある経穴という意味である。

全身を余すことなく把握する東洋医学の診察スタイル
「四診」

　西洋、東洋の医学の違いによらず、治療をはじめる前には観察・診察を行ないます。ただし、臓器や器官など全身の関連性を重視する東洋医学では、より総合的に心身の状態を診る望診、聞診、切診、問診という4種類の診察方法が用いられ、これを**四診**といいます。

　望診とは目で見る診察法で、患者をよく観察することです。体型、顔色、姿勢や歩き方などまで診るので、施術場所へと扉を開けて入ってきた瞬間からはじまります。例えば髪に潤いがなくぱさついていれば、血虚（血が不足した状態）や腎虚（腎の機能が低下した状態）を疑い、唇が荒れていれば脾の失調を疑います。舌の状態を診る舌診は、簡易ながら心身の状態を的確に把握できる、東洋医学の特徴的な診断法です。舌の状態は形状、色、舌苔の有無ほかさまざまな判別により何十種類にも分類されます。

　聞診は患者の体臭や口臭、呼吸や声の調子から不調の原因を探る診察法です。声の大小は虚実の証を判定する材料になり、呼吸の状態から肺・腎の気の異常などが予測できます。通常、望診や後述する問診と同時に行なわれます。

　切診は患者に触れる診察法で、大きく脈診と腹診・切経に分けられます。手首に触れて脈を調べる脈診では、脈拍数とともに、脈のリズムや強弱などから判断する脈象を重視します。健康な状態を平脈といい、体調の変化によって生じる病脈は28種類が定義されています。腹診・切経は体に触れる診察法で、日本では特に腹部を調べる腹診が重視されます。

　問診は患者から症状などを聞くことです。熱や痛みなどが「いつ、どのように起きるか」や既往歴・体質などを質問する点については西洋医学と同じといえます。ただし、痛みなどの分類の仕方や証による弁別を行なうなど細部は異なります。また、全身の関連性を重視する点から、例えば足の痛みに対し、直接その部位を診るのはもちろん、その部位を通る経絡と関連した臓腑の変調も考慮しながら、原因を探っていきます。

奇穴

奇穴48穴

POINT
- ●十四経脈に属さず、名称、部位、主治が定まっている。
- ●押して痛むところ、気持ちのよくなるところで経験から割り出されている。

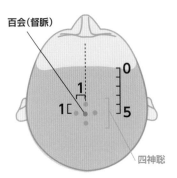

百会（督脈）

四神聡

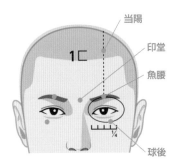

当陽

印堂

魚腰

球後

1仁

¼

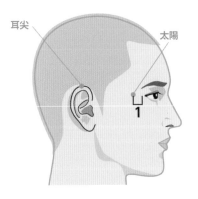

耳尖

太陽

1

Ex-HN1 四神聡（ししんそう）

取り方 百会(督脈)[前髪際の後方5寸]を中心に、前後左右の各1寸に4穴を取る。

臨床 頭痛、めまい、てんかんなど

Ex-HN2 当陽（とうよう）

取り方 瞳孔の直上で、前髪際の後方1寸に取る。

臨床 眼痛、鼻閉、感冒など

Ex-HN3 印堂（いんどう）

取り方 顔面の正中線上で眉間の中間の陥凹部に取る。

臨床 鼻疾患、頭痛、不眠症など

Ex-HN4 魚腰（ぎょよう）

取り方 瞳孔の直上で、眉毛の中間の陥凹部に取る。

臨床 眼疾患、眼瞼下垂など

Ex-HN5 太陽（たいよう）別名:当容（とうよう）

取り方 眉毛外端と外眼角の中間、後方1寸の陥凹部に取る。

臨床 頭痛、眼疾患、歯痛、顔面神経麻痺、三叉神経痛など

Ex-HN6 耳尖（じせん）

取り方 耳介を前に折り、その上角に取る。

臨床 頭痛、高血圧、眼科系疾患など

Ex-HN7 球後（きゅうご）

取り方 外眼角と内眼角を結んで、外眼角から¼の垂線上の眼窩下縁に取る。

臨床 近視、眼瞼けいれんなど

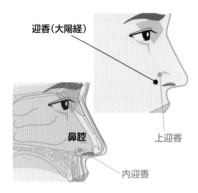

迎香（大腸経）

鼻腔

上迎香

内迎香

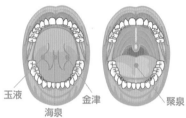

玉液　金津　聚泉

海泉

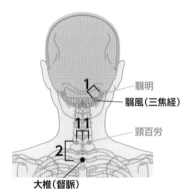

翳明

翳風（三焦経）

頸百労

大椎（督脈）

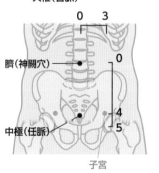

臍（神闕穴）

中極（任脈）

子宮

Ex-HN8 上迎香（じょうげいこう）

取り方 鼻翼外側縁、鼻唇溝の上端で、迎香（大腸経）［鼻唇溝中、鼻翼外側縁中点］の上方に取る。

臨床 頭痛、めまい、てんかんなど

Ex-HN9 内迎香（ないげいこう）

取り方 迎香（大腸経）と相対する鼻腔内（鼻粘膜）に取る。

臨床 鼻疾患、眼科系疾患、めまいなど

Ex-HN10 聚泉（じゅせん）

取り方 舌上面で、舌正中溝の中間に取る。

臨床 喘息、せき、味覚減退など

Ex-HN11 海泉（かいせん）

取り方 舌下面で、舌小帯上の中間に取る。

臨床 横隔膜けいれん、高熱による言語障害など

Ex-HN12 金津（きんしん）

取り方 舌下面で、左側にある静脈上に取る。

臨床 口内炎、舌炎、喉頭痛など

Ex-HN13 玉液（ぎょくえき）

取り方 舌下面で、右側にある静脈上に取る。

臨床 脳卒中の後遺症、口腔のびらんなど

Ex-HN14 翳明（えいめい）

取り方 乳様突起下端で、翳風（三焦経）［乳様突起下端前方］の後方1寸に取る。

臨床 老眼、近視、白内障、耳下腺炎、耳鳴り、めまい、不眠症など

Ex-HN15 頸百労（けいびゃくろう）

取り方 大椎（督脈）［第7頸椎・第1胸椎棘突起間］の上方2寸で、後正中線から外方1寸に取る。

臨床 頸部の疼痛、呼吸器系疾患など

Ex-CA1 子宮（しきゅう）

取り方 中極（任脈）［臍中央の下方4寸］の外方3寸に取る。

臨床 月経不順、月経痛、子宮脱、膀胱炎など

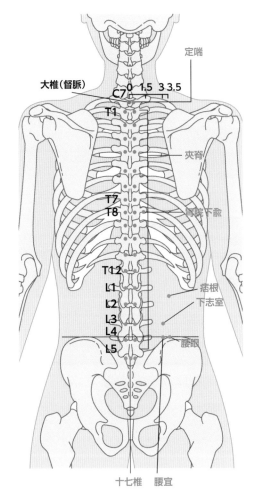

定喘 大椎（督脈）

C7 0 1.5 3 3.5

T1

夾脊

T7
T8 胃脘下兪

T12
L1
L2 痞根
L3 下志室
L4
L5 腰眼

十七椎　腰宜

Ex-B1 定喘（ていぜん）　別名 治喘

取り方 大椎（督脈）［第7頸椎・第1胸椎棘突起間］の外方0.5寸に取る（外方1寸とする説もある）。

臨床 せき、喘息、気管支炎、じんましんなど

Ex-B2 夾脊（きょうせき）　別名 華佗夾脊

取り方 第1胸椎から5腰椎棘突起下縁まで、後正中線の両外方0.5寸に取る（左右各17穴、計34穴）。

臨床 胸腹部における慢性疾患など

Ex-B3 胃脘下兪（いかんげゆ）

取り方 第8胸椎棘突起の下縁で、外方1.5寸に取る。

臨床 胃痛、胸脇痛など

Ex-B4 痞根（ひこん）

取り方 第1・第2腰椎棘突起間の外方3.5寸に取る。

臨床 胃けいれん、腸せん痛、腰痛など

Ex-B5 下志室（げししつ）

取り方 第3腰椎棘突起の下縁で、外方3寸に取る。

臨床 腰痛、下痢、睾丸炎など

Ex-B6 腰宜（ようぎ）

取り方 第4腰椎棘突起の下縁で、外方3寸に取る。

臨床 女性の性器不正出血、腰痛、脊柱筋群のけいれんなど

Ex-B7 腰眼（ようがん）

取り方 第4・第5腰椎棘突起間の外方3〜4寸に取る。

臨床 腰痛、生殖器系疾患（精巣炎、卵巣炎）など

Ex-B8 十七椎（じゅうななつい）　別名 上仙

取り方 第5腰椎棘突起の下縁の陥凹部に取る。

臨床 腰痛、月経痛、下肢の麻痺など

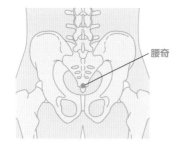

腰奇

Ex-B9 腰奇 (ようき)

取り方 ▶ 尾骨端の直上2寸に取る。

臨床 頭痛、不眠症、便秘など

Ex-UE1 肘尖 (ちゅうせん)

取り方 ▶ 肘部後面で、肘頭の突出部に取る。

臨床 化膿性疾患、虫垂炎など

Ex-UE2 二白 (にはく)

取り方 ▶ 手関節掌側横紋の上方4寸で、橈側手根屈筋腱の橈側と尺側に取る(左右計4穴)。

臨床 痔核、脱肛など

Ex-UE3 中泉 (ちゅうせん)

取り方 ▶ 手関節背側横紋上で、陽渓(大腸経)[長母指伸筋腱と短母指伸筋腱の間]と陽池(三焦経)[総指伸筋腱の尺側]中間の陥凹部に取る。

臨床 手関節の疾患、胸部苦悶感など

Ex-UE4 中魁 (ちゅうかい)

取り方 ▶ 手背面で、中指の近位指筋間関節の突出部に取る。

臨床 嘔吐、鼻血など

Ex-UE5 大骨空 (だいこつくう)

取り方 ▶ 母指背側面で、基節骨と末節骨の関節間に取る。

臨床 眼科疾患全般(特に白内障)

※主に灸を用いる。

Ex-UE6 小骨空 (しょうこつくう)

取り方 ▶ 小指背側面で、基節骨と中節骨の関節間に取る。

臨床 風涙(感冒のときに涙がよく出ること)

※主に灸を用いる。

Ex-UE7 腰痛点 (ようつうてん)

取り方 ▶ 手背で、第2・第3および第4・第5中手骨底陥凹部に取る(計2穴)。

臨床 急性腰痛(ぎっくり腰など)、リウマチなど

※刺鍼中に刺激を与えながら、腰部の運動を同時に行なう。

肘尖

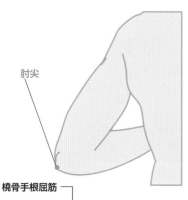

橈骨手根屈筋

12

二白

4

0

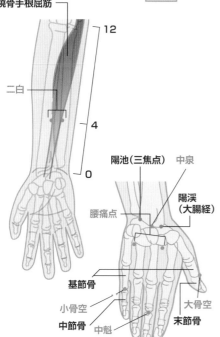

陽池(三焦点)　中泉

陽渓
(大腸経)

腰痛点

基節骨

小骨空

中節骨　中魁

大骨空

末節骨

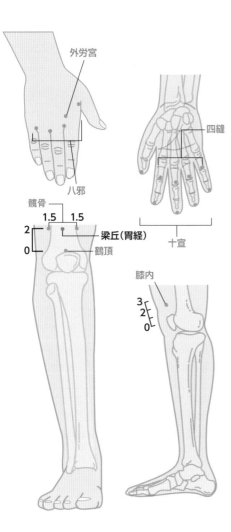

Ex-UE8 外労宮 (がいろうきゅう) 別名 落枕 (らくちん)

取り方 手背で、第2・第3中手指節関節の近位陥凹部に取る。

臨床 寝違えなど

※刺鍼中に刺激を与えながら、頸部の運動を同時に行なう。

Ex-UE9 八邪 (はちじゃ)

取り方 手背で第1～第5中手指節関節間、手を軽く握るとできる陥凹部に取る(左右計8穴)。

臨床 歯痛、頭痛、関節リウマチおよび中手指節関節の疾患など

Ex-UE10 四縫 (しほう)

取り方 手掌面で、第2～第5指の近位指間関節横紋の中央に取る(左右計8穴)。

臨床 小児のかんの虫、手指の関節炎など

Ex-UE11 十宣 (じゅっせん) 別名 鬼城、十指端 (きじょう、じゅっしたん)

取り方 両手指先端の中央に取る(左右計10穴)。

臨床 卒中、ショック、昏迷など救急的に使用など

Ex-LE1 髖骨 (かんこつ)

取り方 膝蓋骨底の上2寸[梁丘(胃経)]から両側へ各1.5寸に取る(片側2穴、計4穴)。

臨床 大腿痛など

Ex-LE2 鶴頂 (かくちょう) 別名 膝頂 (しっちょう)

取り方 膝蓋骨上縁中央の陥凹部に取る。

臨床 膝関節疾患など

Ex-LE3 膝内 (しつない)

取り方 膝蓋骨底内端で、上方2寸[血海(脾経)]もしくは上方3寸の陥凹部に取る。

臨床 膝関節痛など

Ex-LE4 内膝眼 (ないしつがん)

取り方 膝関節前面で、膝蓋靱帯内側の陥凹部に取る。

臨床 膝関節疾患、脚気、中風(脳卒中後遺症)など

Ex-LE5 膝眼 (しつがん)

取り方 膝関節前面で、膝蓋靱帯両側の陥凹部に取る(左右計4穴)。

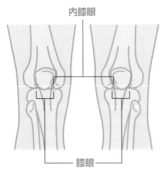

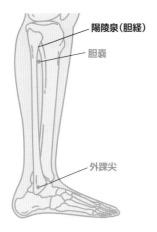

陽陵泉（胆経）

胆嚢

外踝尖

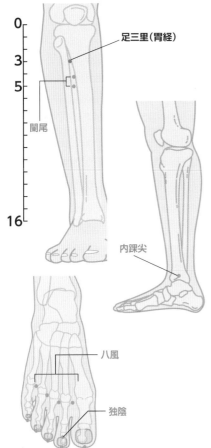

足三里（胃経）

闌尾

内踝尖

八風

独陰

気端

0
3
5
16

臨床 膝関節の疾患全般、脚気、中風（脳卒中後遺症）など

Ex-LE6 胆嚢（たんのう）

取り方 陽陵泉（胆経）［腓骨頭の前下方の陥凹部］の下方1～2寸に取る。

臨床 胆のう炎、胆石症、下肢の麻痺など

Ex-LE7 闌尾（らんび）

取り方 足三里（胃経）［腓骨頭の直下と脛骨粗面下端の中間］の下方1.5～2寸に取る。

臨床 虫垂炎、胃痛、下肢の麻痺など

Ex-LE8 内踝尖（ないかせん）

取り方 脛骨下端にある内果の最も突出した部分に取る。

臨床 歯痛、扁桃炎、下腿内側筋群のけいれんなど

Ex-LE9 外踝尖（がいかせん）

取り方 腓骨下端にある外果の最も突出した部分に取る。

臨床 歯痛、脚痛、片麻痺など

Ex-LE10 八風（はっぷう）

取り方 足背面で、第1～第5足趾の中足趾節関節の間に取る（左右計8穴）。

臨床 脚気や関節リウマチなどの足の痛みなど

Ex-LE11 独陰（どくいん）

取り方 第2足趾の遠位指節間関節横紋の中央に取る。

臨床 胸痛、難産、月経不順、パニック障害など

Ex-LE12 気端（きたん）

取り方 両足指の先端中央に取る（左右計10穴）。

臨床 中風による昏睡、足趾の麻痺、足背の発赤・腫脹など

第3章
奇穴

215

ツボを使ったさまざまな治療法
「鍼灸治療の種類」

　古来より、鍼灸の診察・治療などに関してはさまざまな手法・流儀があり、鍼灸師によって執り行なう施術内容は異なります。その詳細な内容については、施術の現場で学ぶことになりますが、ここでは鍼灸における主な治療法を紹介します。

鍼治療

　鍼を用いて経穴（ツボ）を刺激する治療方法をいいます。現在、日本で一般に使用されている鍼は、長さ30～60㎜、太さが直径0.14～0.24㎜の「毫鍼」という細いタイプです。基本的に鍼は細いほど刺鍼した際の痛みが少ないため、毫鍼では場合によっては軽微な刺激を感じることがあるものの、痛みを感じることはほぼありません。また日本では治療に際し、鍼を鍼管という細い管に入れ、鍼管から突き出た柄の部分を軽くたたくことで経穴に挿入する「管鍼法」が広く用いられています。鍼を刺す深さは治療する部位や症状によって5～30㎜の範囲となるのが一般的で、治療目的により、刺した鍼を上下、回転させるなどの手技を加えるケースもあります。このほか、通称、置き鍼と呼ばれる経穴に刺した状態を保つための専用の鍼として皮内鍼や円皮鍼なども用いられます。

灸治療

　もぐさを燃やし、その熱で経穴を刺激する治療方法をいいます。よもぎの葉からつくられるもぐさは、着火後、50～60℃の温度を保ちながらゆっくりと燃え続ける性質があります。治療には、必要量を円錐形になるようひねったもの（艾炷）を使います。1回分の艾炷が燃え尽きるまでの間を一壮といい、多くの場合効果が現れるまで、三壮から五壮程度を行ないます。灸をすえる際、痕が残るすえ方を有痕灸といいますが、これを好まない人のために工夫された痕の残らない無痕灸というスタイルもあります。

第4章

症状・体質改善に効くツボ

頭痛・肩こり

●頭痛は緊張型と偏頭痛に大別される。
●パソコンなどの作業におけるVDT症候群による症状も治療対象となる。

◆頭痛

　頭部に感じる痛みで、表在性の痛みでないものを頭痛といいます。さまざまなタイプがありますが、発症率としては慢性機能性頭痛が多く、大きく緊張型頭痛と偏頭痛に分類されます。

● 緊張型

　多くはストレスなどによって誘発され、持続性の鈍痛が両側性で生じる。頸や肩のこり症状を伴ったものも多い。

鍼灸治療に効果的な主なツボ	備　考
天柱・風池など	頭部の筋緊張を取り除く目的
百会・上星など	頭頂部の筋緊張を取り除く目的
頭維・頷厭・懸顱・懸釐など	側頭部の筋緊張を取り除く目的
肩井・肩外兪・曲垣など	肩上部の筋緊張を取り除く目的
曲池・手三里・合谷・四瀆・外関・支正・養老など	誘導の目的

● 偏頭痛

　代表的な血管性頭痛。脳内血管の一次的な収縮・拡張から拍動性の頭痛を生じる。片側性に起きることが多い。

鍼灸治療に効果的な主なツボ	備　考
頷厭・懸顱・懸釐など	発症時
天柱・風池・完骨・翳風・肩井など	反応が現れやすい経穴
外関・列欠・足三里・三陰交など	誘導の目的
各経絡の兪穴・募穴など	緩解期

◆肩こり

一般に、頸肩部や肩甲間部などに生じる鈍痛、圧迫感、重圧感、張っている感覚などの不快感を指します。肩こりを生じさせる主な疾患としては、結合織炎、五十肩、頸腕症候群、動揺性肩関節症、ストレス性などがあります。

● 結合織炎（常習性）

パソコン作業などのデスクワークによる、目の酷使や同じ姿勢の持続などから生じることが多いVDT症候群の一つ。

鍼灸治療に効果的な主なツボ	備　考
風池（ふうち）など	板状筋のこりを取り除く目的
天柱（てんちゅう）・肩井（けんせい）・天髎（てんりょう）など	僧帽筋のこりを取り除く目的
肩外兪（けんがいゆ）など	肩甲挙筋のこりを取り除く目的
秉風（じょうふう）・巨骨（ここつ）など	棘上筋のこりを取り除く目的
肩中兪（けんちゅうゆ）・膏肓（こうもう）など	菱形筋のこりを取り除く目的
曲池（きょくち）・合谷（ごうこく）・四瀆（しとく）・外関（がいかん）・支正（しせい）・養老（ようろう）など	誘導の目的

● ストレス性

心身症や自律神経失調症などから起こるタイプ。多くは、頭痛、不眠など不定（ふてい）愁訴（しょうそ）を併発する。

鍼灸治療に効果的な主なツボ	備　考
太衝（たいしょう）・合谷（ごうこく）・肝兪（かんゆ）・期門（きもん）・風池（ふうち）など	特に肩甲間部や背部のこりを取り除く目的

● 動揺性肩関節症

肩の関節が十分に固定されていないことから、挙動時や負荷がかかった際に疼痛（とうつう）、脱力感などを生じる。

鍼灸治療に効果的な主なツボ	備　考
三陰交（さんいんこう）・足三里（あしさんり）・中脘（ちゅうかん）・脾兪（ひゆ）・胃兪（いゆ）など	肩甲骨周囲の筋緊張を取り除く、肩関節の筋力を強化する目的

● そのほかの要因

ほかには、頸腕症候群や五十肩、内臓・顔面など諸器官に起因するもの、糖尿病・高血圧など全身性疾患から起こるものを指す。原疾患の治療とともに、患部に応じて前述の「結合織炎（常習性）」への治療を併用する。

腰痛と下肢の痛み・関節痛

 POINT
●ぎっくり腰など、急性の痛みに対しての直接的治療は避ける。
●慢性痛に対しては、温刺激などの併用も効果的となる。

◆腰痛

　腰や下肢の痛みは総じて腰下肢痛と呼ばれます。腰痛はその経過から急性の腰椎椎間板ヘルニアなどから起こる急性と、姿勢性腰痛などから起こる慢性に大別されます。

● 急性腰椎椎間板ヘルニア（急性腰痛）

　急激に発症し、激痛を生じることが多い。一般に「ぎっくり腰」と呼ばれるタイプがこれに当たる。急性期には患部への積極的な治療は避け、冷湿布なども使用する。

鍼灸治療に効果的な主なツボ	備　考
腰痛点（腰腿点）（奇穴）	鎮痛目的

● 姿勢性腰痛（慢性腰痛）

　慢性腰痛の多くの原因となる疾患の中でも、腰椎の前弯異常によって起こる姿勢性腰痛は一番治療の効果が分かりやすい。効果的なツボは坐骨神経痛に準じる。

鍼灸治療に効果的な主なツボ	備　考
腎兪・志室・大腸兪・腰眼（奇穴）・次髎・膀胱兪・胞肓など	鎮痛と筋緊張の改善を目的
委中・承筋・承山・陽陵泉など	誘導の目的

◪下肢の痛み

下肢痛は坐骨神経痛に起因するケースが代表的です。坐骨神経痛を起こす原因疾患には腰椎椎間板ヘルニア、梨状筋症候群などがあります。

● 梨状筋症候群

梨状筋の過緊張によって、殿部から大腿後側にかけて疼痛やだるさが起こる。神経痛の中でも高頻度に生じるとされる坐骨神経痛に起因するケースが多い。

鍼灸治療に効果的な主なツボ	備　考
承扶・殷門・委中・承筋・承山・陽陵泉・足三里・太渓・崑崙・腎兪・志室・大腸兪・腰眼（奇穴）・次髎など	鎮痛目的

◪関節痛

関節部分に生じる疼痛のことで、関節自体の不具合、もしくは軟骨など関節周囲の組織の損傷に起因する。単発的なものでは捻挫や変形性膝関節症などで、多発性では関節リウマチや痛風などで顕著に現れる。

● 変形性膝関節症

変形性関節症の代表的な症状。加齢や肥満などの病因から膝関節の機能が低下し、こわばり感や痛みを生じる。

鍼灸治療に効果的な主なツボ	備　考
血海・鶴頂（奇穴）・梁丘・内膝眼（奇穴）・犢鼻・陰陵泉・曲泉など	鎮痛と筋緊張の改善を目的
足三里・太渓・三陰交など	誘導の目的

● 関節リウマチ

膠原病の代表的な疾患で全身の結合組織に炎症を起こす疾患。主症状として多発性の関節炎を呈する。炎症症状が強いときは関節局所への治療は禁忌。

鍼灸治療に効果的な主なツボ	備　考
膈兪・肝兪・脾兪・胃兪・腎兪・小腸兪・膻中・中脘・期門・天枢・大巨など	体調を整える目的

● 痛風

血中の尿酸値が高い状態（高尿酸血症）で、関節部に尿酸が沈着することで起きる急性症状である。関節部に対する直接の治療は控え、体調管理のため各経絡の兪穴、募穴への治療を行なう。

便秘・下痢

 POINT
- ●便秘の解消においては食事のバランス、運動の併用も重要。
- ●下痢症状の緩和・改善には消化器系の改善も一策。

◀便秘

排便の回数や量が減少して、腸内に糞便が停滞することで生じる肌荒れや各種不快感などの症状をいいます。治療の対象となるのは、症状として多くを占める機能的便秘で、弛緩性やけいれん性、直腸性などの種類があります。これらは慢性的になりやすいことから習慣性便秘とも呼ばれます。

● 弛緩性便秘

腸の蠕動運動低下に起因するもので、女性に多く、また若年時から便秘傾向である者に多い。

鍼灸治療に効果的な主なツボ	備　考
三焦兪・腎兪・大腸兪・次髎・天枢・左大巨・腹結など	腸の蠕動運動を高める目的

● けいれん性便秘

ストレスや自律神経系の異常などから、腸の平滑筋が過緊張となって起こることが多い。便は兎糞状で少量だが排便回数は増えることが多い。

鍼灸治療に効果的な主なツボ	備　考
三焦兪・腎兪・大腸兪・次髎・天枢・大巨など	腸の蠕動運動をやわらげる目的
蘭尾（奇穴）・上巨虚・下巨虚・条口など	誘導の目的

● 直腸性便秘

排便反射の低下から生じる便秘。習慣的に便意を我慢したり、緩下剤の濫用などで起こりやすい。鍼灸による治療としては弛緩性便秘にほぼ準じる内容となる。そのほか、排便習慣を整えたり、緩下剤を濫用しないように指導することも重要となる。

◆下痢

半流動状ないしは液状の糞便を排泄する状態をいいます。原因としては腸の蠕動運動の亢進や、腸管内の粘液分泌亢進もしくは吸収障害などがあります。大きく一過性単純性下痢などの急性と、ストレスによる過敏性腸症候群などの慢性に大別されます。

● 一過性単純性下痢

冷たい飲食物や生ものの摂取過多、もしくは腹部等への寒冷刺激などによって生じる急性の下痢。

鍼灸治療に効果的な主なツボ	備 考
脾兪・三焦兪・腎兪・大腸兪・次髎・中脘・天枢・大巨・三陰交・太渓・築賓など	体力の増強と体調を整える目的

● 過敏性腸症候群

ストレスなど精神的な負担により、便秘と下痢を交互に繰り返す。心身症における消化器系の症状のひとつととらえられる。

鍼灸治療に効果的な主なツボ	備 考
三焦兪・腎兪・大腸兪・次髎・天枢・大巨・腹結・上巨虚・下巨虚・太衝・合谷など	心身のリラクゼーションを図り、体調を整える目的

● 心因性下痢

急性の下痢症状の一つで、過敏性腸症候群の下痢型。体質として虚弱な消化器系の弱い人によく見られる。鍼灸による治療内容は過敏性腸症候群に準じる。

消化器系の疾患

●手術などの緊急対応が必要な急性腹症は除外する。
●規則正しい食習慣を指導することも重要である。

◀消化器系の疾患（痛み・不快感）

さまざまな消化器系症状の中から、比較的多い痛み（心窩部痛）などを呈する疾患として、神経性の胃症状、胃潰瘍・十二指腸潰瘍、慢性胃炎を取り上げます。

● 神経性の胃症状

ストレスが原因で心窩部痛などを生じる。診断により他疾患の可能性が除外されたうえで症状を決定する。

鍼灸治療に効果的な主なツボ	備 考
膈兪・肝兪・脾兪・胃兪・意舎・胃倉・巨闕・中脘・梁門など	内臓一体性反射として現れやすい反応点

● 胃潰瘍・十二指腸潰瘍

胃潰瘍は食後に、十二指腸潰瘍は空腹時に痛むことがある。前者は中高年、後者は若年層に比較的多い。

鍼灸治療に効果的な主なツボ	備 考
膈兪・肝兪・脾兪・胃兪・意舎・胃倉・巨闕・中脘・梁門など	内臓一体性反射として現れやすい反応点

● 慢性胃炎

胃部の鈍痛に加え、食欲不振、食後の胃もたれ、吐き気などの症状が見られる。

鍼灸治療に効果的な主なツボ	備 考
膈兪・肝兪・脾兪・胃兪・中脘・梁門・天枢など	内臓一体性反射として現れやすい反応点

胸痛

POINT
●循環器系の症状に対しては、補助的に用いる。
●高血圧の改善には、肥満や動脈硬化など付帯状況にも留意する。

◆胸痛

胸部内臓や胸壁、胸膜の刺激に起因し、胸部に感じる疼痛のことを胸痛といいます。心臓から起こるものには狭心症や心筋梗塞など、胸壁から起こるものには肋間神経痛などがあります。

● 狭心症

心臓の冠状動脈が動脈硬化などで狭窄することにより、心筋への血流不足から発作性の胸痛を引き起こす疾患。特徴として、一般に痛みの場所は明確でなく、胸部中央から左上肢、左背部、さらにはみぞおちに感じるケースもある。原則、医師の管理下にて治療を行なう。鍼灸では、ストレスや心身過労などに起因する発作抑制などを目標に治療に当たる。

鍼灸治療に効果的な主なツボ	備　考
厥陰兪・心兪・膏肓・神道・膻中など	ストレス緩和や疲労の除去を目的
少海・陰郄・神門・郄門・内関・大陵など	心経、心包経の経穴

● 肋間神経痛

深吸気時や体動時に胸壁に痛みが生じる疾患。寒冷刺激や無理な姿勢によって起こることが多い。

鍼灸治療に効果的な主なツボ	備　考
心兪・膈兪・肝兪・淵腋・大包・歩廊・神封など	鎮静目的

高血圧・低血圧

 POINT
●血圧には最高血圧（収縮期血圧）と最低血圧（拡張期血圧）がある。
●高血圧の改善には肥満や動脈硬化など付帯状況にも留意する。

◆高血圧

継続的に血圧が高値の状態。日本高血圧学会のガイドラインでは、収縮期血圧が140mmHg以上、拡張期血圧が90mmHg以上の状態をいいます。原因が明らかでない本態性と、原因の明らかな症候性に大別されます。

●本態性高血圧

遺伝や体質、その他環境などの要因で発生する高血圧。全体の90％ほどがこのタイプとなる。

鍼灸治療に効果的な主なツボ	備　考
天柱・風池・完骨・肩井・厥陰兪・心兪・膈兪・膏肓など	後頸部や背部の反応点
洞刺（人迎に置鍼＝頸動脈洞刺鍼）、兪刺（隔兪～腎兪に置鍼）	降圧の目的

●症候性高血圧

もっとも多いのが腎臓疾患から起こる腎性高血圧で、ほかに内分泌性や、心血管性のものなどがある。このタイプでは原疾患への治療を優先して行うようにする。

◆低血圧

ガイドラインなどの定義はありませんが、一般に収縮期血圧が100mmHg以下（拡張期血圧が50～60mmHg以下）であって、動悸・息切れや、循環障害などから生じる、めまい、寝起きの不良、冷えなどの臨床症状が見られる状態をいいます。低血圧にも本能性と症候性があります。

●本能性低血圧

遺伝や体質によるもので、低血圧の多数を占める。やせ型の女性に見られることが多い。食欲不振やめまいなどの各種不定愁訴を呈する。

鍼灸治療に効果的な主なツボ	備　考
肝兪・脾兪・胃兪・腎兪・中脘・天枢・膏兪など	体力の増強と消化機能を高める目的

不眠症・自律神経失調症

 POINT
●不眠症の原因が分からないタイプを単純型、心身に原因があるタイプを続発性という。
●自律神経は交感神経と副交感神経からなり、内臓や血管などを司る。

◀不眠症

慢性的な睡眠不足で、不眠が苦になり、睡眠の量や質に不満足な状態をいいます。不眠症を原因から大別すると、特定される原疾患がない単純型不眠症と神経症性や精神病による続発性不眠症に分類できます。

● 単純型不眠症

神経質性と体質性がある。特に眠れない状態に神経過敏となる神経質性不眠症が多い。

鍼灸治療に効果的な主なツボ	備 考
心兪・膈兪・肝兪・中脘・天枢・関元など	体調を整える目的
天柱・風池・完骨・百会など	後頸部や頭部の反応点

● 神経症性不眠症

不安神経症や心気症などの精神疾患の随伴症状としての不眠。食欲不振、倦怠感などの症状を伴うことが多い。

鍼灸治療に効果的な主なツボ	備 考
心兪・膈兪・肝兪・腎兪・中脘・期門・日月・盲兪	心身の調和を図る目的
天柱・風池・完骨	頸部の反応点
太陽（奇穴）・頭維	顔面部の反応点

◀自立神経失調症

自律神経のバランスが崩れ、機能が不安定になって各種不定愁訴を起こす状態をいいます。心理的影響を受けやすい症状ですが、冷え症と更年期障害によっても起こりやすいと考えられます。

● 冷え症

主に手足の末梢部に冷感を伴う不快感のある状態。一つには自律神経失調による局所の血行障害に起因すると考えられている。

227

鍼灸治療に効果的な主なツボ	備　考
動脈拍動部（太衝・衝陽・太渓など）	患部の循環の改善を図る目的
太渓・三陰交	足の冷え
天枢・関元	腹部の冷え

● 更年期障害

閉経前後の数年を更年期といい、同時期にホルモンバランスの崩れから種々の不定愁訴が起こる状態。

鍼灸治療に効果的な主なツボ	備　考
百会・上星・風池・完骨・心兪・膈兪・肝兪・腎兪・大腸兪・次髎・天枢・大巨・中脘・関元・曲池・陽池・内関・合谷・血海・三陰交・足三里・照海など	不定愁訴を除去する目的

五臓色体表

五臓色体表は、五行説（P.30）に基づいて整理された診断法で、治療の指針となるものである。縦だけでなく横の繋がりもある。絶対的なものではないが、病態を大まかにとらえる際には欠くことのできない関連性が示されている。

（1）基本

五行	木	火	土	金	水	五行の性質
五臓	肝	心	脾	肺	腎	
五腑	胆	小腸	胃	大腸	膀胱	五臓に対応する腑
五起	井	栄	兪	経	合	陰経の五行穴の性格
五募	兪	経	合	井	栄	陽経の五行穴の性格

（2）病因

五精	魂	神	意智	魄	精志	精神の所属
五音	角（かく）	徴（ち）	宮（きゅう）	商（しょう）	羽（う）	性格を表す発音符号
五季	春	夏	土用	秋	冬	五臓が影響を受けやすい季節
五刻	朝	昼	午	夕	夜	一日の時間的な五臓の支配
五方	東	南	中央	西	北	方位
五悪	風	熱	湿	燥	寒	五臓の嫌う外気の性状
五根	目	舌	口	鼻	耳（二陰）	五臓の病変などが現れる感覚器
五主	筋	血脈	肌肉	皮	骨	五臓が栄養を補充するもの
五支	爪	毛	乳（唇）	息	髪（かみのけ）	五臓の精気の発するところ

（3）病証

五役	色	臭	味	声	液	五臓の受け持つ役割
五色	青	赤	黄	白	黒	色の所属（主に顔色を診る）
五香	臊（あぶらくさい）	焦（こげくさい）	香（かんばしい）	腥（なまぐさい）	腐（くされくさい）	病人の体臭・口臭
五味	酸（すっぱい）	苦（にがい）	甘（あまい）	辛（からい）	鹹（しおからい）	病人の好む食味、五臓の求める味
五声	呼（よびさけぶ）	言（ものいう）	歌（うたう）	哭（かなしमなく）	呻（うなる）	病人の出す声の所属
五液	涙（なみだ）	汗（あせ）	涎（よだれ）	涕（はなじる）	唾（つばき）	分泌液の所属
五志	怒	喜（笑）	思（慮）	悲（憂）	恐（驚）	感情の所属
五変	握（にぎる）	憂（うれい）	噦（しゃっくり）	咳（せき）	慄（ふるえる）	五臓の病変の発現（症状）
五労	行（歩きすぎ）	視（視すぎ）	坐（坐りすぎ）	臥（寝すぎ）	立（立ちすぎ）	五臓を労する動作

用語索引

ツボ索引

【監修者紹介】

森 英俊（もり ひでとし）

1952 年生まれ。1976 年東京教育大学教育学部理療科教員養成施設卒業。1978 年東京教育大学教育学部理療科教員養成施設臨床専攻修了。医学博士（新潟大学）。現在は、国立大学法人筑波技術大学名誉教授である。著書・論文多数。近著に、『図解 基礎術式 あん摩・マッサージ・指圧による全身調整』（医歯薬出版）、『鍼灸基礎実習ノート』（医歯薬出版）など。

編　集	有限会社ヴュー企画（池上直哉・伊藤昇穂・金丸洋子）
カバーデザイン	伊勢太郎（アイセックデザイン）
本文デザイン・DTP	高橋デザイン事務所・中尾剛（有限会社アズ）
執筆協力	岩井浩（阿佐ヶ谷製作所）・松村孝英
3Dグラフィックス	グラフィックス佐藤株式会社
イラスト	青木宣人・池田聡男

運動・からだ図解　経絡・ツボの基本　新版

2023 年 12 月 25 日　初版第 1 刷発行
2024 年 8 月 30 日　　　第 2 刷発行

監修者	森 英俊
発行者	角竹輝紀
発行所	株式会社マイナビ出版
	〒 101-0003
	東京都千代田区一ツ橋 2-6-3 一ツ橋ビル 2F
	電話　0480-38-6872（注文専用ダイヤル）
	03-3556-2731（販売部）
	03-3556-2735（編集部）
	URL　https://book.mynavi.jp

印刷・製本　シナノ印刷株式会社

ISBN978-4-8399-8558-5
©2023 Hidetoshi Mori
©2023 Mynavi Publishing Corporation
Printed in Japan